¿Qué hacer con un diagnóstico de cáncer?

La información
para atender,
hacerse cargo,
elegir tratamientos
y lograr la sanación

Norman Coleman

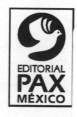

EDITORIAL
PAX
MÉXICO

෨ ෬

Título original de la obra: *Understanding Cancer. A Patient's Guide to Diagnosis, Prognosis, and Treatment*
Publicada por The Johns Hopkins University Press, Baltimore, Maryland, Estados Unidos

COORDINACIÓN EDITORIAL: Matilde Schoenfeld
TRADUCCIÓN: Cristina Harari y Julieta Harari
PORTADA: Víctor M. Santos Gally

© 1998, 2006 The Johns Hopkins University Press
© 2008 Editorial Pax México, Librería Carlos Césarman, S.A.
Av. Cuauhtémoc 1430
Col. Santa Cruz Atoyac
México DF 03310
Teléfono: 5605 7677
Fax: 5605 7600
editorialpax@editorialpax.com
www.editorialpax.com

Primera edición
ISBN 978-968-860-876-0
Reservados todos los derechos
Impreso en México / *Printed in Mexico*

Nota para el lector

Este libro no fue escrito con la intención de sustituir la atención médica para las personas con cáncer; ni deben basar su tratamiento únicamente en el contenido del mismo. El tratamiento debe ser un diálogo entre el individuo y su médico. Este libro fue escrito para ayudar a establecer dicho diálogo.

El autor y el editor han hecho un esfuerzo razonable para determinar que, tanto la selección como la dosificación de los fármacos o medicamentos comentados en este texto, se ajustan a las prácticas de la comunidad médica en general. Los medicamentos descritos no necesariamente han sido aprobados por la agencia del gobierno de Estados Unidos destinada a tal propósito (*US Food and Drug Administration*) para su uso en las enfermedades o la dosificación para las cuales son recomendadas.

En vista de la investigación actual, los cambios en las regulaciones por parte del gobierno y el flujo constante de información relacionada con la terapia con fármacos y las reacciones a éstos, el lector debe leer con cuidado el texto incluido en cada medicamento por si hubiera algún cambio en cuanto a las recomendaciones de uso y dosificación, así como las advertencias y precauciones. Esto resulta importante cuando algún agente recomendado es una droga nueva o poco usada.

A mis padres, Samuel y Minna Coleman;
a mi esposa, Karolynn y a mis hijos, Gabrielle y Keith;
y a mis pacientes, quienes me han enseñado mucho
acerca de lo que realmente importa en la vida.

Índice

Prólogo

Doctor Edward C. Halperin
Vice decano de la Escuela de Medicina
de Duke University Medical Center

¿Sabes por qué elegiste leer este libro? Probablemente sea porque tú o alguien que te importa ha sido diagnosticado con cáncer. ¿Cómo lo sé? Permíteme contarte una historia.

Escribí y edité dos libros de texto médicos. Uno de ellos es acerca del tratamiento de niños con cáncer. Cuando la primera edición fue publicada, hice lo que cualquier hijo esperanzado o hermano haría: envié ejemplares a mis padres y hermanas. Una de ellas hojeó el libro y luego lo dejó sobre la mesa de su sala. Varias semanas después, una amiga la visitó. Mientras platicaban, la amiga le preguntó:

—¿Estás bien?

Mi hermana respondió afirmativamente, a lo que ella añadió con evidente inquietud:

—Y, ¿tus hijos? ¿Están bien?

—Sí –respondió–. ¿Por qué me haces esas preguntas?

—No puedo aguantar más –dijo entonces–. Me fijé en el libro que tienes sobre la mesa de la sala. Nadie leería un libro tal sólo por pasar el rato. De seguro algo terrible está ocurriendo. Debes contármelo.

—Cálmate –respondió mi hermana–. Mi hermano escribió el libro y me mandó un ejemplar.

Cuento esta historia porque refleja con exactitud la naturaleza humana. El cáncer es un problema común de salud pública. Uno desearía que cualquiera que tenga interés y cierta instrucción científica pudiera leer libros acerca del cáncer, las enfermedades del corazón, la diabetes y de otros asuntos sobre salud para comprender cabalmente los problemas que enfrenta la sociedad moderna. Por desgracia, casi ninguno de nosotros lo hace. Sólo prestamos atención a temas como el cáncer cuando nos afectan directamente o a algún miembro de nuestra familia. Pienso que ésa es la razón de que tengas ahora en las manos el libro escrito por el doctor Coleman: debido a un profundo interés por tu bienestar general o de alguien querido. Si mi suposición es acertada, siento mucho que estés enfrentando un problema tal, aunque creo tener las palabras que podrán ayudarte.

Cuando se confronta el cáncer, la mayoría nos lanzamos a conseguir cuanta información nos sea posible. Desde luego que comenzamos planteando interrogatorios a nuestro médico. Quienes contamos con acceso a Internet comenzaremos a buscar en la red, donde encontraremos algunas fuentes de información confiable y también bastantes disparates. Después giraremos nuestro interés hacia los folletos sobre la educación de la salud, los consejos de los amigos o conocidos y a nuestra intuición.

Los psicólogos encargados de dar información médica estiman que varios de nosotros tenemos dificultad para enfrentar riesgos. La mayoría no queremos enterarnos cuando nos dicen: "Existe sólo 28 por ciento de posibilidad de una recaída sin quimioterapia y 24 por ciento de probabilidad si se toma una. El procedimiento tiene 3 por ciento de riesgo de provocar efectos secundarios, desde leves hasta algunos serios, y no podemos asegurar si la quimioterapia afectará el pronóstico de supervivencia". El análisis de las estadísticas sobre medidas de riesgo a largo plazo representa un reto tremendo.

Para enfrentar nuestro temor generado por el cáncer, además de nuestro deseo por ser una persona bien informada sobre el cuidado de la salud, es necesario contar con sitios confiables adonde dirigirnos. Aunque la línea principal para tu defensa sea tu médico o tu grupo de apoyo, me da gusto decirte que podrás, con confianza, también usar este libro que ahora tienes en las manos.

Ésta es la segunda edición del libro cuyo autor es el doctor C. Norman Coleman. Personalmente he utilizado durante varios años la primera edición como libro de texto en la Escuela de Medicina en *Duke University School of Medicine* para los alumnos que cursan cuatro años de preparación en oncología. El doctor Coleman proporciona a sus lectores explicaciones claras, ejemplos adecuados además de consejos viables y concretos; lo engloba todo en un texto de fácil lectura y comprensión. No te dirá cuál es la mejor terapia para ti. Sin embargo, lo que sí puede hacer es proporcionarte un marco de referencia para trabar combate ante el diagnóstico del cáncer, sabiendo qué preguntas plantear y eligiendo el tratamiento, de ser posible, con el que te sentirás cómodo.

La palabra *doctor* se deriva del verbo en latín *docere*, que significa "enseñar". El doctor Coleman ha llevado a cabo el papel de maestro de manera admirable, ofreciendo consejos sabios en una prosa entendible. El término en hebreo para decir doctor es *rofe*, cuyo significado es "sanar", en el sentido de reparar, de enmendar una rasgadura o hacer la costura en una prenda. El requisito es realizar una acción para *hacer algo*: solucionar la situación. Conforme leas este libro, estarás tomando un paso hacia tu curación, aprendiendo bajo la tutela de un maestro sabio.

En verdad siento mucho que tú o alguien a quien estimas estén enfrentando el diagnóstico de cáncer. Sin embargo, sintámonos confiados porque cada día, en clínicas y laboratorios a lo largo de todo el mundo, un ejército de científicos devotos, personal de laboratorio, expertos en la prevención del cáncer, en nutrición, así como varios epidemiólogos dedican su tiempo y energía a la prevención, diagnóstico y tratamiento del cáncer. Con el tiempo acabaremos con esta plaga. Hoy día, muchos se han curado y otros conseguirán alargar una vida con calidad. En el futuro, nuestros hijos y nietos temerán y sufrirán menos el cáncer que la generación actual. En el presente, te deseo que tengas fortaleza para lidiar con el diagnóstico de cáncer. Este libro es una buena manera para comenzar el proceso de comprensión y curación.

Prólogo de la primera edición

Ellen L. Stovall
Directora ejecutiva
National Coalition for Cancer Survivorship

Conocí a Norm Coleman en el verano de 1993, cuando fui nombrada miembro consumidor de un panel federal con la orden de evaluar el programa nacional de cáncer (*National Cancer Program*) y emitir un reporte al Congreso. Llegué a sentir gran respeto y admiración por los quince miembros de aquel panel ecléctico (un ex congresista, un ejecutivo de una compañía farmacéutica, varios científicos multidisciplinarios y especialistas en el cuidado del cáncer). Pero Norm Coleman fue el miembro del panel que me hizo sentir que había aprendido algo de mí (una sobreviviente del cáncer con 26 años de padecerlo).

Desde entonces, el doctor Coleman y yo hemos seguido compartiendo nuestras experiencias como doctor y paciente en el mercado del cuidado de la salud, tan complejo como evolutivo. Por medio de nuestras conversaciones, lo he llegado a conocer como alguien que sabe, tanto escuchar y aprender, como buscar soluciones de manera que ayude a otros a encontrar las respuestas que atiendan mejor sus necesidades cuando enfrentan un diagnóstico de cáncer.

Varias guías similares han precedido a ésta. Pero pocas ofrecen la concreta claridad que ofrece aquí Coleman a los pacientes. En estas páginas encontrarán alivio mediante sus explicaciones realistas y comprensibles acerca de las metas en el tratamiento de cáncer. Conduce al lector a través de un mar de decisiones relacionadas con el tratamiento, haciendo del paciente parte del proceso. Esto puede parecer sencillo para quien no ha tenido que sufrir este exhaustivo ejercicio; pero está lejos de ser sencillo, y, de hecho, uno de los talentos excepcionales del doctor Coleman es su habilidad para simplificar la información complicada. Por medio de esa habilidad, arma al lector con información vital y presenta de manera menos intimidante el sistema médico, que no siempre es tan amable como quisiéramos.

Como superviviente del cáncer en dos ocasiones (diagnosticada con la enfermedad de Hodgkin en 1971 y con una recurrencia en 1984), estoy bastante familiarizada con el terreno áspero por el que los pacientes tenemos que cruzar cuando tomamos decisiones cruciales que afectarán tanto la extensión como la calidad de nuestra vida. El cáncer lo cambia todo. Puede voltear la vida de cabeza e inmovilizarnos temporalmente por el simple peso del diagnóstico. En mi profesión, de manera cotidiana, me encuentro con hombres y mujeres que se sienten paralizados al verse confrontados con miles de opciones de tratamientos. Ahora, por fin, en el libro de Norm Coleman tienen un mapa invaluable para ese desalentador terreno.

Conozco a un médico que, después de leer el primer borrador de este libro, admitió lo poco que sabía de cómo explicar las estadísticas de supervivencia. Por no entenderlas y por temor a confundir a sus pacientes, se había estado resistiendo a explicar dichas estadísticas. Cuando se sentía presionado decía: "Es 100 por ciento o nada cuando se trata de usted" –una respuesta que no satisfacía ni a él ni a sus pacientes. Se dio cuenta de cuánto podía aprender de este libro. Espero que muchos de sus colegas sigan sus pasos y consulten el presente escrito a menudo.

Esta obra será una valiosa contribución en la amplia bibliografía de libros sobre cáncer. Norm Coleman nos comparte, además, su habilidad para verbalizar, humanizar, analizar y, hasta donde es posible, normalizar la experiencia completa para los pacientes, sus médicos y el equipo que constituyen la familia, los amigos y los cuidadores que desempeñan un papel de apoyo en la vida de aquellos de nosotros con cáncer.

Este libro fue escrito por un médico que ha dedicado su vida a curar la enfermedad de la ignorancia acerca del cáncer. Ése es su regalo para nosotros los lectores. Como lectores, nuestro regalo es compartirlo con otros que pueden aprender lo que Norm Coleman nos ha enseñado: que el cáncer es un enemigo menor a la luz del conocimiento. Con ese conocimiento, viene el entendimiento; con entendimiento, disminuye el miedo y surge la esperanza; y con la presencia de la esperanza, todo es posible.

Prólogo

Doctor Carlos Gaxiola

Es para mí un honor colaborar con el prólogo de la traducción de este libro que es una innovación en el apoyo general y particular de los pacientes y sus familiares afectados por esta enfermedad llamada cáncer, la cual puede ser devastadora y acabar con toda la esfera social y familiar del paciente.

Dicha enfermedad debe ser entendida como un caso particular para cada situación, ya que el comportamiento de la misma y la respuesta a los tratamientos puede variar de paciente a paciente. Por tal motivo, de entrada no es posible generalizar el pronóstico y la evolución de la misma.

La oncología, que es la rama de la medicina que se encarga del tratamiento del cáncer, debe ser considerada multidisciplinaria; se trata de una ciencia en la que intervienen cirujanos oncólogos, quimioterapeutas, hematoncólogos y radioterapeutas, no es éste un orden estricto, ya que su intervención dependerá de las características de la enfermedad y el momento de su diagnóstico. Sin embargo, no podemos desestimar a los psicooncólogos, tanatólogos, enfermeras especializadas en oncología, el trabajo social, el equipo completo de radioterapia, los protesistas maxilofaciales, y demás especialistas que deben participar en el tratamiento.

En la mayoría de los casos, el cáncer es una enfermedad silenciosa, por lo que su diagnóstico temprano es muy difícil; por tal motivo despertar en la conciencia de la población general el chequeo periódico para prevenir esta situación debe ser uno de los grandes objetivos de los especialistas en esta rama de la medicina, ya que la mejor oportunidad de tener una curación completa dependerá de su diagnóstico temprano. Por tal motivo se deberá considerar el mejor momento con la medicina preventiva, esto es, tratar de identificar al grupo de alto riesgo por antecedentes familiares, por hábitos higiénico-dietéticos y hasta por usos y costumbres.

Es de suma importancia la información clara y concisa al paciente y sus familiares acerca de las características de su enfermedad, posibles evoluciones, procedimientos a los que deberá someterse y sus consecuencias directas e indirectas, para que de común acuerdo puedan trabajar todos los participantes en dicho evento y no existan, en la medida de lo posible, sorpresas desagradables que pudieran en un momento dado terminar con la suspensión del tratamiento o con una mala cooperación por parte de los involucrados.

Esta enfermedad tiene altos costos tanto económicos como morales, por lo que en México la medicina preventiva empieza a tener mucha importancia, pues muchos cánceres que tienen desenlaces fatales podrían ser tratados con procedimientos accesibles, aun en el consultorio y no terminar con altos costos y fracasos en las terapéuticas. Siempre es angustiante para cualquier ser humano pensar en la simple idea de ser portador de una enfermedad de tales características; sin embargo, el hecho de no considerar esa posibilidad provoca la falta de prevención y la posible falla en el resultado final de los tratamientos por haber llegado tarde a la cita.

El propósito del presente libro es el de crear conciencia y apoyo entre la población afectada por dicha enfermedad, así como entre sus familiares, e invitar a toda la población a recibir información que puede ser muy valiosa, ya que en unos 15 años uno de cada tres mexicanos puede padecer dicha enfermedad. También es de suma importancia que nadie se quede sin el tratamiento adecuado por carencias económicas, de modo que es indispensable que las personas con cáncer conozcan adónde pueden acudir y cómo deben ser atendidas por los equipos de alta especialidad existentes en nuestro país.

Prefacio

Desde la primera edición de este libro, hace ocho años, ha habido muchos cambios en la oncología clínica. Apenas comenzaba la era de la medicina molecular, con un entendimiento más amplio de los defectos específicos que transforman una célula normal en una de cáncer. Hoy, los medicamentos dirigidos a esos defectos, llamados terapia molecular dirigida, son vistos generalmente en las investigaciones clínicas; uno, Gleevac®, demuestra la eficacia de dicho enfoque en una enfermedad llamada leucemia mielógena crónica. Varias otras terapias moleculares dirigidas están en uso y en el horizonte. Sin embargo, el cáncer sigue siendo una enfermedad compleja en que la célula pasa por múltiples anormalidades; la célula puede sufrir mutaciones adicionales que harían que una droga, antes efectiva, se vuelva ineficaz. Así continúa la persecución del gato y el ratón.

La combinación de tratamientos con nuevos enfoques –incluido el uso combinado de medicamentos y radiación, inmunoterapia, técnicas quirúrgicas menos agresivas, modalidades de la imagenología mejorada, el uso simultáneo de diversos medicamentos y la aplicación de nuevas tecnologías para la ablación del tumor– hacen que el enfoque multidisciplinario de la investigación y del tratamiento sea de suma importancia. Las técnicas de biología molecular están tan avanzadas que podemos utilizar el perfil molecular de un tumor individual para ayudarnos a elegir el tratamiento. Hemos entrado en la era de la medicina personalizada.

Todos estos apasionantes avances han estado acompañados por el ascenso en el costo del cuidado médico, un asunto serio para todos. Para poder determinar el uso apropiado de las terapias nuevas, ha habido un aumento en los lineamientos de la práctica basados en evidencias médicas. La disponibilidad de varios tratamientos nuevos proporciona un número bastante mayor de opciones para cada paciente, pero también lo enfrenta a la presión de tener que seleccionar entre lo que es un avance probado y lo que es una publicación de la prensa entusiasta. Internet es una fuente de información común que nos puede llenar de datos, anuncios en cantidades exageradas, mezcladas con un toque de esperanza. Por tanto, las personas con cáncer y sus familias tienen una necesidad más grande de *entender* los conceptos médicos, los términos usados por los médicos y científicos, así como los conceptos analíticos. Para tener acceso a los tratamientos nuevos, los pacientes necesitan considerar con mayor seriedad participar en la investigación clínica, tomando en cuenta que dichas pruebas se llevan a cabo en un ambiente regulador mucho más complejo de lo que fue hace una década.

Todo ese desarrollo explica por qué la editorial de la Universidad Johns Hopkins y yo decidimos que éste es el momento de publicar esta nueva edición, y estoy sumamente agradecido por su interés en poner la información que aparece en este libro a disposición del lector: las personas con cáncer y sus familias. El objetivo de este libro es ayudar a que el consumidor sea un individuo instruido en un periodo corto, durante una etapa de tensión en su vida.

He utilizado el libro como parte de un seminario básico para científicos, al que he llamado "Llevando al científico a la clínica" o TASC (*Take a Scientist to the Clinic*). Dicho seminario incluye dos o tres horas de explicaciones, y medio día con un médico clínico durante la evaluación de un paciente. El término *ciencia traslacional* se usa para describir la ciencia que se traslada desde la banca (el laboratorio) hasta la cama (el paciente) y de regreso, con énfasis en la aplicación clínica (tratamientos). Este libro ayuda a proveer a los científicos que utilizan la investigación trasnacional* con la perspectiva del paciente y ha ayudado a otros profesionales médicos interesados en la toma de decisiones oncológicas a entender mejor por lo que pasa un paciente y a mejorar la comunicación con éste sobre temas complejos.

Esta segunda edición incluye toda la información de la primera, y la actualización significativa acerca de la medicina molecular y personalizada de la nueva era. Se ha añadido un capítulo sobre la terapia molecular dirigida. La retroalimentación de los lectores sigue siendo un factor importante y es alentada. En los últimos seis años, he regre-

---

* [N. de las T.: El modelo de investigación trasnacional significa que es un procedimiento de doble dirección, que permite tanto la aplicación en el diagnóstico de los conocimientos básicos, el tratamiento, el pronóstico o prevención de las enfermedades cardiovasculares como contribución para responder a las interrogantes científicas que surgen de la práctica clínica diaria y atenderlas en la cabecera misma del paciente.]

sado al *National Cancer Institute, NCI* (instituto nacional de cáncer) como director del programa de ciencias oncológicas de radiación (*Radiation Oncology Sciences Program*) después de 14 años en la escuela de medicina de Harvard. Continúo viendo pacientes y sostengo un programa de investigación de laboratorio. Trabajar en el NCI también me ofrece una visión amplia hacia el futuro en el cuidado del cáncer y los temas de investigación sobre el tema; en este libro comparto mis puntos de vista con el lector. La preparación de este libro es independiente de mi trabajo en el NCI y no debe ser interpretado como política u opinión de ese instituto o de los *National Institutes of Health, NIH* (institutos nacionales de salud).

Introducción

No es fácil enfrentar la complejidad del sistema del cuidado médico ni los procedimientos médicos, incluso cuando se trata de un problema menor. La necesidad por comprender los términos médicos y conceptos científicos con los que no estamos familiarizados aumenta la carga. Para las personas con cáncer, la situación resulta aún más difícil y confusa porque la ansiedad hace que sea más difícil digerir toda la información que llega de todas partes. Aun cuando existe una excelente probabilidad de curarse, la vida de una persona con cáncer de pronto se vuelve complicada.

Es difícil que la persona que acaba de enterarse que tiene cáncer se pueda concentrar en tanta información a la vez. Si tú eres como la mayoría de las personas, no sólo estarás tratando de lidiar con la información detallada comunicada por tus doctores, sino que también te sentirás bombardeado por toda la información que aparece en Internet, los periódicos y revistas, así como en la radio y las televisoras. También, las historias contadas por miembros de la familia o amistades, sobre lo que sucedió a personas que *ellos* conocen, pueden confundirte e inquietarte.

Durante los años que he trabajado con personas que padecen cáncer y sus familias, he encontrado que una de sus necesidades más grandes es entender los términos médicos utilizados en el tratamiento, así como los conceptos científicos detrás de la enfermedad. En la era de la medicina molecular, del cuidado dirigido y los avances en diagnóstico y tratamiento, es aún más importante entender los términos y los conceptos. Ésa es la razón por la que escribí este libro: para ayudar a personas con cáncer a entender lo que escuchan, lo que leen y lo que viven. En este libro describo los pasos que probablemente atraviesan las personas con cualquier tipo de cáncer durante el diagnóstico y su tratamiento. En el proceso explico los términos y conceptos utilizados por los profesionales en el cuidado de la salud.

Mi intención es ayudar a la persona con cáncer a prepararse para las visitas al doctor y al hospital, haciendo de esas visitas una experiencia más productiva. Deseo que este libro te ayude a reunir e interpretar la información sobre los diferentes tratamientos disponibles, a tener más argumentos para comentarlos con tu doctor y te facilite tomar decisiones.

Siempre animo a mis pacientes para que aprendan lo más posible acerca de su enfermedad y las opciones en el tratamiento, pero algunas personas no quieren conocer los detalles. Su actitud es: "Usted es el experto, doctor. Haré lo que usted diga". Aunque su sentimiento es comprensible, por lo general, no ayuda. La cantidad de información que necesita una persona varía, pero saber al menos algunos hechos y conceptos básicos sobre la enfermedad y su tratamiento, te ayuda a ti y a la persona que te proporciona el cuidado médico. Para poder manejar los aspectos médicos del cáncer, necesitas conocer de cerca la enfermedad y el tratamiento. Otra de mis metas al escribir este libro es dejar que los pacientes exploren la información a su propio ritmo, y así evitar dos situaciones desagradables: una sobredosis de información y el sentimiento de haber perdido el control de la situación.

Es comprensible que la mayoría de las personas sepan más sobre cómo tomar decisiones respecto a comprar un coche o un aparato eléctrico para la casa, que sobre un tratamiento médico. Todos sabemos que no necesitamos ser mecánicos para entender lo básico de cómo funciona un coche o un aparato eléctrico. De igual manera, no necesitamos ser doctores para enfrentarnos con el cáncer de manera inteligente y a su tratamiento. Las personas con cáncer enfrentan diferentes alternativas, más de las que creen en un principio. Con una modesta cantidad de conocimientos, tú y tu familia podrán participar de manera más activa en tu cuidado médico y te darás cuenta de que el tiempo que pasas con tus doctores resulta más valioso.

La mayoría de los doctores tratan de proporcionar información completa a sus pacientes, y la mayoría de los pacientes y sus familias tratan de escuchar con atención y de hacer preguntas tanto razonables como necesarias. Sin embargo, por falta de tiempo, es imposible que cualquier doctor o cualquier profesional en el cuidado de la salud proporcionen toda la información detallada que requiere un paciente y su familia para tomar decisiones inteligentes acerca del tratamiento. Aunque este libro no puede proporcionar recomendaciones específicas sobre tu problema médico particular, espero que la información que encuentres aquí te ayude a trabajar con tu doctor y con los demás miembros del equipo médico para planear el tratamiento mejor indicado para ti. En el libro encontrarás las herramientas necesarias para entender tu enfermedad y te servirá de guía para comprender lo que probablemente harás en diferentes momentos y ante diferentes escenarios. También encontrarás otras excelentes fuentes de información a las que hago referencia a lo largo del escrito.

Otro propósito al escribir este libro es que te sirva como *recordatorio* de lo que tu doctor y otras personas te han explicado, así como una *preparación* para lo que sucederá luego. Te sugerirá preguntas que quizá quieras hacer a tu doctor o en el hospital durante tu próxima visita.

Un punto muy importante: debido a que los investigadores no han revelado todos los hechos acerca del cáncer, es posible que tus doctores no puedan contestar todas tus preguntas. Sé que es frustrante y que puede resultar molesto, pero quizá te ayude saber que algunas preguntas *no pueden* ser contestadas, pese a los deseos de tu doctor de querer responder a todas tus dudas.

Aspectos no médicos del cáncer

Cuando las personas reciben un diagnóstico de cáncer se enfrentan a su propia mortalidad. Además de vivir una experiencia de temor por su futuro, se preocupan por situaciones como: quién cuidará de sus hijos, cómo afectará su carrera y a otros miembros de la familia y cómo podrá manejar la tensión económica asociada con la enfermedad. Los doctores, enfermeras, trabajadores sociales, psicólogos, miembros del sacerdocio y otros miembros del equipo médico pueden ayudar a solucionar dicha problemática. Además, existe gran variedad de grupos y servicios de apoyo disponibles para personas con cáncer y sus familias.

Atender las dificultades no médicas asociadas con el cáncer es parte integral del cuidado de esa enfermedad. En el curso del diagnóstico y del tratamiento, a veces los asuntos no médicos serán más inminentes y necesitarán mayor atención. Es parte de un ritmo natural que es de esperarse y así como los asuntos médicos tienen que enfrentarse oportunamente, también deben atenderse los que no son médicos. Recomiendo de manera encarecida a las personas con cáncer que busquen y acepten ayuda de los profesionales que tienen experiencia en asuntos prácticos y emocionales.

Sobrevivir al cáncer

En la actualidad, más de la mitad de las personas con cáncer se curan de la enfermedad y bastantes más viven *con* cáncer durante años y años. Con tantos supervivientes, ha surgido toda una serie de temas de interés psicológico y social. Es comprensible que varios supervivientes sientan ansiedad después de completar con éxito su tratamiento, además de tener un sentimiento de pérdida porque ya no tendrán el apoyo ni la atención que les fueron proporcionados durante el periodo de diagnóstico y tratamiento por los doctores y otros miembros del equipo del cuidado médico.

Algunos supervivientes se dan cuenta de que las tensiones asociadas con el diagnóstico y el tratamiento del cáncer han afectado su relación con las personas más cercanas a ellos. Las enfermedades graves sí tensan las relaciones, pero el efecto de la tensión puede reducirse de manera significativa. Hay profesionales que pueden ayudar a hacer los ajustes requeridos por la enfermedad, y la ayuda puede empezar de inmediato luego del diagnóstico. En la mayoría de los centros de tratamiento para cáncer hay equipos de asistencia médica y grupos de apoyo para los pacientes y sus familiares.

Varios pacientes con cáncer, trabajadores en el cuidado médico, así como quienes crean las políticas están conscientes de toda la variedad de temas que enfrentan quienes han sobrevivido al cáncer, como la discriminación en el empleo y la dificultad para obtener o retener la cobertura de un seguro médico o de vida. Mientras estos temas reclaman la atención (como parte del debate nacional sobre la reforma en el cuidado médico), varios supervivientes del cáncer, por medio de organizaciones locales y regionales, tratan de remediar dichas desigualdades y de conseguir mayor apoyo del gobierno de Estados Unidos para la investigación sobre el cáncer. Varios grupos de apoyo para pacientes han tenido una influencia positiva en los programas para la prevención, la exploración y el tratamiento, y han ayudado a educar tanto al público como a los profesionales en el cuidado médico acerca de los temas importantes enfrentados por los supervivientes del cáncer.

Un consejo acerca de las terapias alternativas, complementarias y no convencionales

En este libro me enfocaré exclusivamente en las terapias cuya efectividad ha sido probada mediante investigación y experimentación científica. Pero existen terapias fuera de los estándares, que van desde los tratamientos con vitaminas, las dietas especiales y la medicina herbolaria, hasta las técnicas de relajación, el bioelectromagnetismo y los masajes que han recibido bastante atención por parte de la comunidad médica. Además, las terapias no estándares (también llamadas *alternativas, complementarias, no convencionales, no ortodoxas* o *cuestionables*) interesan a las personas con cáncer por varias razones. Aquí veremos algunos lineamientos que serán útiles al considerar dichas terapias.

Las personas pueden enterarse de terapias no convencionales por sus médicos o de fuentes fuera del sistema médico estándar y, en especial, mediante Internet. Un médico, por ejemplo, puede sugerir que además de someterse a una terapia convencional, un paciente podría encontrar que una terapia de relajación o de meditación es benéfica para su bienestar general. Es probable que el médico proporcione al paciente el nombre de los individuos que pueden enseñarle esas técnicas. Las técnicas de visualización ayudan a controlar el dolor crónico y a tolerar los procedimientos médicos incómodos, por lo que varios doctores animan a sus pacientes a utilizar esos métodos. Algunos doctores las enseñan a sus pacientes; otros proporcionan referencias de quién las puede enseñar. Incluso algo tan simple como escuchar una cinta con audífonos puede proporcionar una bien recibida distracción. Un médico puede sugerir un cambio determinado en la dieta para prevenir los efectos secundarios de un tratamiento, como la radiación. Mejorar la salud en general mediante una dieta sana y el ejercicio puede ser de suma importancia para personas que están en tratamiento (la persona a quien debes consultar acerca de la dieta es tu doctor o un nutriólogo profesional).

Sin embargo, cuando la recomendación de una terapia no convencional proviene de alguien que no es médico o cuando estés seriamente tentado a someterte a un tratamiento no ortodoxo, mi consejo es que primero hables del asunto con tus doctores para evitar una interacción potencialmente peligrosa entre un tratamiento no convencional y tu tratamiento estándar. Los riesgos y beneficios del tratamiento no convencional también deben considerarse en detalle, igual que considerarías cualquier tratamiento estándar antes de decidir tomarlo.

La respuesta a la pregunta "¿Qué puedo perder?" puede sorprendernos. Las personas que deciden confiar en una terapia no convencional enfrentan una serie de riesgos: 1) algunas de esas terapias son peligrosas; 2) una persona puede perderse de los beneficios que proporciona el tratamiento estándar si él o ella utiliza un tratamiento alternativo en lugar de la terapia estándar; 3) algunas terapias dudosas casi siempre implican gastos sustanciales en efectivo que podría ser utilizado con mayor ventaja en otro lugar; y 4) la persona puede perder tiempo valioso que podría ser aprovechado en actividades que valgan más la pena.

Otra posibilidad con consecuencias potencialmente más graves es que el paciente, más que la terapia, puede ser culpado si la terapia alternativa falla. Algunos de mis pacientes que confiaron en terapias dudosas que fallaron, habían sido informados que el tratamiento no había tenido éxito porque no siguieron el régimen del tratamiento de manera adecuada. Como resultado, esos pacientes no sólo tuvieron que enfrentar una condición médica grave, sino que además se sintieron culpables por no haber podido controlar su enfermedad.

La mayoría de los tratamientos que podría ayudar a los pacientes han sido sometidos a una revisión objetiva por la comunidad médica y es altamente improbable que alguien pudiera *curarse* por medio de una terapia no probada. Algunas de las terapias no probadas son útiles para proporcionar relajamiento o alivio de los síntomas; algunas no causan daño, pero tampoco brindan algún beneficio, y otras ocasionan diversos daños. Hay un concepto médico importante llamado *medicina basada en evidencias*, aplicable a todos los aspectos de la intervención médica. En Estados Unidos, la medicina basada en evidencias se usa para establecer lineamientos en la práctica médica, como los de la red nacional de centros *National Comprehensive Network*. Tal concepto significa que debe haber evidencia sólida de que un procedimiento, medicina o terapia realmente hace lo que dice hacer. Dicha evidencia surge a partir de la investigación y evaluación clínica cuidadosa. Para la oncología, la medicina basada en evidencias es relevante, tanto para las intervenciones convencionales como las no convencionales y apoya la necesidad de llevar a cabo las pruebas clínicas (explicadas en el Capítulo 8).

La mejor ruta que puedes tomar es desarrollar una relación abierta y honesta con tu doctor; y si empiezas a sentir frustración o no estás contento/a con tu situación, tú y él pueden trabajar juntos para mejorar tu cuidado.

Organización del libro

Las personas tienen diferentes necesidades de informarse en momentos distintos. Los títulos de los capítulos y los principales encabezados dentro de cada capítulo te ayudarán a decidir cuáles capítulos o secciones del capítulo quieres leer de inmediato y cuáles puedes leer más tarde o no.

- Varios pasos forman parte del diagnóstico y el tratamiento del cáncer. Esos pasos están explicados en el Capítulo 1. Debido a que los pasos, o variaciones de éstos, son aplicables a todos los pacientes, exhorto a los lectores a que lean ese capítulo en detalle. La mayoría de los capítulos restantes amplían la información de ese capítulo.
- El cáncer es una enfermedad compleja; entenderla implica entender cómo se comporta una célula normal y cómo se vuelve cancerosa. En el Capítulo 2 explico ese proceso y examino el tema hereditario (que preocupa a muchas personas). En el apéndice A proporciono detalles adicionales sobre la biología molecular del cáncer.
- Las personas con cáncer pasan por una variedad de pruebas de laboratorio y estudios de diagnóstico por imágenes como los rayos X y otras técnicas más avanzadas. En el Capítulo 3 explico por qué esas pruebas son tan importantes.
- En los capítulos 4 y 5 detallo cómo se miden los resultados del tratamiento y cómo deben evaluarse los beneficios del tratamiento en contraste con el riesgo del tratamiento, o el riesgo de no tener tratamiento. Necesitarás esta información para decidir cuál es el mejor tratamiento para ti. Como descubrirás, los doctores sólo pueden calcular el resultado del tratamiento; no pueden pronosticar el futuro. La información en estos capítulos es algo compleja, pero es necesario exagerar su importancia. Te ayudará a ti y a tus doctores a elegir el tratamiento más adecuado en tu caso.
- En la actualidad están disponibles tres tratamientos estándares (convencionales) para personas con cáncer: cirugía, quimiotera-

pia y terapia de radiación. La mayoría de las personas están razonablemente familiarizadas con dichos tratamientos. Además hay varios tratamientos menos comunes, como el trasplante de médula y la inmunoterapia. Cada uno de tales tratamientos está explicado con cierto detalle en el Capítulo 6.

• En el Capítulo 7 proveo nueva información sobre la terapia molecular dirigida al cáncer. Dicha información está basada en los antecedentes biológicos del cáncer presentados en el Capítulo 2 y en el Apéndice A. La terapia molecular dirigida y la medicina personalizada cambiarán la perspectiva del cuidado médico del cáncer en los próximos años.

• Algunos pacientes se benefician participando en las pruebas de investigación clínica diseñadas para probar tratamientos nuevos o versiones modificadas de tratamientos estándar. En el Capítulo 8 describo el cuidado con que dichos estudios son diseñados, la protección proporcionada a los participantes, así como los aspectos a favor y en contra de participar en dichas pruebas.

• En el Capítulo 9 presento cuatro historias de pacientes para mostrar cómo una persona puede reunir la información necesaria para tomar una decisión informada y adecuada sobre el o los tratamientos. En los relatos hablo de pacientes con diferentes tipos de cáncer, distintas circunstancias de vida y opciones diferentes. Sus historias (sus casos clínicos) ilustran una amplia gama de posibilidades para personas con cáncer.

• Para los lectores que quieren más información, hay un apéndice al final del libro donde explico la biología molecular del cáncer en cierto detalle y otro en que describo cómo se analiza la rentabilidad de los costos. En el Apéndice C incluyo dos sistemas comúnmente usados para describir la habilidad del paciente para llevar a cabo tareas cotidianas. En el Apéndice D se encuentra una lista de verificación para pacientes.

• En la bibliografía aparece una lista de algunos textos a los que podrás recurrir para obtener más información acerca de varios temas de interés.

Escribí la presente guía para ti y tu familia, para que puedas tener un papel activo junto con quienes proveen cuidado a tu salud. Es bienvenido cualquier comentario que pudiera mejorar o realzarla. En el epílogo hallarás información de cómo contactarme para darme tus sugerencias.

Capítulo 1

Diagnóstico y tratamiento:
lo que puedes esperar

Este capítulo presenta una visión general de los procesos incluidos en el diagnóstico y tratamiento del cáncer. En él serán descritos los pasos médicos que posiblemente tengas que dar, así como algunos aspectos que quizá tú y tu familia vivirán debido a esa enfermedad. La presentación "a vuelo de pájaro" aquí expuesta te ayudará a saber qué esperar y te permitirá hacer planes para el futuro, tanto como sea posible. La mayoría de los temas serán descritos con mayor detalle en los siguientes capítulos.

Cuando alguien desarrolla una enfermedad que incluye someterse a varios exámenes, procedimientos y tratamientos, resulta de vital importancia reunir la mayor cantidad de datos en un solo lugar, de manera que haya un registro confiable que pueda ser consultado a lo largo del camino. Una lista de verificación del paciente que aparece en las páginas 9 y 10 te dará una idea de la clase de información que querrás registrar y conservar para futuras referencias. En el Apéndice D proporciono la copia de una lista de verificación con suficiente espacio para organizar y llevar control de los detalles de tu propio diagnóstico y tratamiento. Dicha lista puede ser fotocopiada o también puedes anotar directamente en este libro.

Los pasos que tal vez sigas durante el diagnóstico y tu tratamiento están representados en la ilustración 1, que también indica el tipo de información a la que deberás tener acceso en los distintos pasos. Es muy posible que, conforme tú y tus médicos reúnen información y deciden qué tratamiento es el más apropiado, tengas que trabajar en más de un paso a la vez. Por ejemplo, quizá hagas nuevos arreglos para que alguien cuide a tus hijos después de clases mientras programas algunos estudios de diagnóstico. O, mientras te practican exámenes ya programados, tal vez busques más datos acerca de los profesionales de la salud a quienes querrás consultar una vez que tengas los resultados de dichos exámenes. Habrá nuevos términos que desees conocer y datos nuevos por analizar.

Conforme conozcas más acerca del cáncer que tienes, probablemente descubrirás que existe más de una opción razonable de tratamiento disponible para ti; ello se aplica a la mayoría de los cánceres. Las cuatro historias de pacientes con cáncer en el Capítulo 9 muestran cómo distintas personas tomaron diferentes decisiones por diversas razones y de varias maneras. Como lo señalan dichos relatos, no existe una sola decisión que resulte perfecta para todos, y sin embargo, en algún punto, tú y tus médicos necesitarán tomar una decisión para seguir con el tratamiento.

Durante las siguientes semanas, después de que el diagnóstico es fijado, habrá mucho por hacer mientras preparas la decisión para iniciar y seguir un tratamiento. Tal preparación incluye tanto asuntos personales como médicos. Dado que pocos casos de cáncer deben ser tratados urgentemente, tendrás tiempo suficiente para obtener información y prepararte para el tratamiento. Aunque varios de los pasos descritos en la ilustración 1 sobre asuntos "médicos" y otros de índole "personal" aparecen por separado, muchos pueden ser atendidos al mismo tiempo. Comencemos con los asuntos médicos.

Pasos médicos en el diagnóstico y tratamiento

Obteniendo un diagnóstico

Sea que tu cáncer haya sido diagnosticado durante un examen de rutina o en una visita a tu doctor debido a los síntomas que presentabas, probablemente tu médico familiar o internista fue el responsable de determinar un diagnóstico, en ocasiones con la ayuda de un cirujano que quizá obtuvo una biopsia al retirar una porción del tumor. Después un patólogo tal vez examinó las características del tejido bajo la lente de un poderoso microscopio.

Un diagnóstico consiste en identificar el tipo de cáncer, dónde comenzó y determinar si otras partes del cuerpo están afectadas. (En el Capítulo 3 describo cómo distintos cánceres son identificados y cómo el órgano donde comenzó también es reconocido.) Por ejemplo, un cáncer de mama es llamado un *adenocarcinoma de mama* por el tipo de célula que afecta (una célula glandular). Un cáncer en el seno es llamado de mama, no importa en qué parte sea encontrado; es decir, el cáncer de mama que se ha extendido, o extendido por *metástasis*, a otras partes del cuerpo sigue llamándosele cáncer de mama porque ahí fue donde comenzó.

Consultando a un oncólogo

Dado que existen varios tipos de cáncer y numerosos tratamientos complicados, es probable que tu médico familiar o internista no tenga todo el conocimiento necesario para tratar tu enfermedad. Sin embargo, podrá ayudarte a consultar con un oncólogo (médico especializado en el tratamiento del cáncer). Es posible o no que tu médico familiar transfiera tu caso con el oncólogo, pero de ser así no hay obstáculo para que siga de cerca tu proceso y te ayude a elegir un tratamiento. El médico que es primero responsable del cuidado de un paciente determinado es conocido como *médico general.*

Como sabemos, el cáncer es una enfermedad compleja. Debido a esto, tal vez más de un oncólogo se involucrará en tu tratamiento. Hay distintos oncólogos y todos tienen conocimientos especializados acerca de las enfermedades que tratan. Sus títulos reflejan su especialidad, sea el tipo de tratamiento que utilizan o el tipo de cáncer que tratan, incluso el tipo de paciente que atienden. El oncólogo cirujano, como podríamos esperar, se especializa en la cirugía. El oncólogo clínico se especializa en tratamientos sistémicos, como la quimioterapia y la inmunoterapia, que incluye fármacos y medicamentos que son puestos en circulación en el torrente sanguíneo para atacar el tumor. El oncólogo que utiliza la radiación lo hace para tratar el tumor, y los oncólogos pediatras son quienes se especializan en el tratamiento de niños con cáncer. Algunos oncólogos están especializados en tratar el cáncer en un órgano particular, como el de mama o de pulmón; o un sistema determinado, como el linfático. Un médico especializado en el cáncer del sistema urológico es conocido como *urólogo oncológico.* Y uno que se especializa en desórdenes en la sangre es llamado *hematólogo.*

Como ya fue explicado, tu médico general puede ser el médico familiar o un oncólogo. También podrás contar con un oncólogo general, que puede o no ser tu médico general. El oncólogo general te ayudará a decidir cuál tratamiento es mejor para ti y coordinará tu cuidado con los demás doctores.

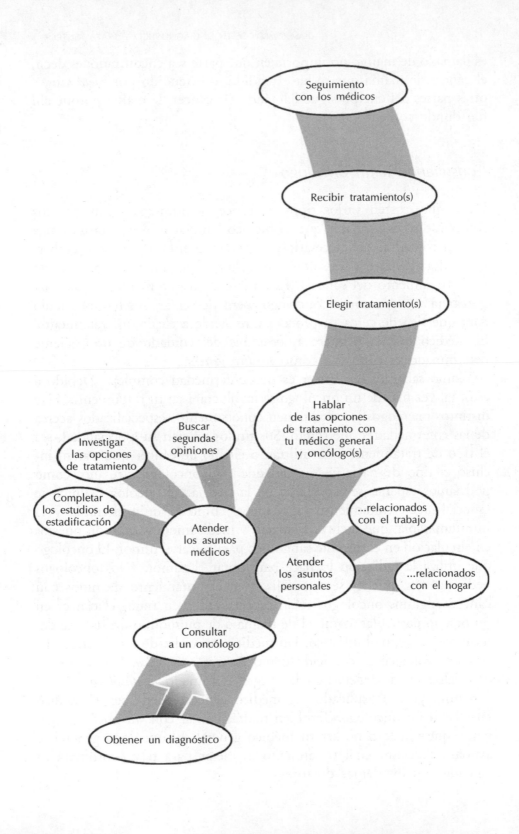

Completando los estudios de estadificación necesarios

Tus doctores necesitan la información proporcionada por los estudios de estadificación para determinar cuáles tratamientos resultan mejores para ti. Establecer la etapa del tumor (ve el Capítulo 3) también proporciona una descripción que facilita a los doctores comunicarse entre sí para coordinar tu cuidado.

Los estudios o exámenes de estadificación se llevan a cabo para determinar lo siguiente:

1. El sitio del cáncer.
2. El tamaño del tumor.
3. Otras partes del cuerpo que podrían estar afectadas por las células cancerosas.
4. Los tratamientos que pueden ser adecuados.
5. La prognosis o el pronóstico: la manera probable en que la enfermedad responderá al tratamiento.

La prognosis es sólo un estimado de cómo un individuo particular responderá al tratamiento. (El tema será discutido con mayor detalle en los capítulos 4 y 5.)

Los dos tipos de estudios de estadificación, el clínico y el patológico, serán explicados en el Capítulo 3. Es suficiente con decir que los *estudios clínicos de estadificación* incluyen pruebas de sangre y de ima-

---

Ilustración 1. Pasos en el diagnóstico y el tratamiento.

Después de que hayas obtenido un diagnóstico y consultado a un oncólogo, los siguientes pasos incluyen tanto asuntos médicos como personales. Es posible que los pasos médicos requieran hacer varias visitas para que se realicen estudios con el fin de hacer diagnósticos adicionales y ver a otros doctores. La información que primero reunirás será de los expertos médicos, pero también de otras fuentes. Quizá los pasos médicos te tomen varias semanas o más, y tal vez encuentres que el tiempo estará bien empleado si tratas los asuntos personales relacionados con tu hogar o el trabajo. Conforme son atendidos los temas médicos y los personales, resultará valioso que permanezcas en contacto con tu doctor general, así como el o los oncólogos que primero consultaste, quienes les ayudarán a ti y a tu familia a elegir un tratamiento. Una relación estrecha con los profesionales de la salud que están a tu cuidado será importante para ayudarte a lo largo del tratamiento y también serán una fuente de apoyo y guía cuando el tratamiento haya concluido y durante los períodos de seguimiento.

genología, como los rayos X, la medicina nuclear, los ultrasonidos, las tomografías computarizadas y las resonancias magnéticas. Los *estudios patológicos de estadificación* se realizan cuando es necesario obtener biopsias adicionales de tejidos, como los ganglios linfáticos, la médula ósea o el tejido cerca del tumor.

Una parte importante al elegir un tratamiento es considerar la historial natural del cáncer específico: la manera en que el cáncer se comporta, de no ser tratado. ¿Puede expandirse? De ser así, ¿qué órganos podrían estar involucrados? ¿Cuánto tiempo pasará antes de que los síntomas aparezcan? Dado que el tratamiento es elegido de acuerdo con el patrón de conducta del cáncer determinado, los doctores necesitan comprender tal patrón, y ésa es parte de la información que proporcionan los estudios de estadificación.

Algunas personas se sorprenden al saber que hay cánceres que se desarrollan con tal lentitud, que no es necesario un tratamiento inmediato. Por ejemplo, algunos tipos de cáncer de la sangre o el sistema linfático que ataca a personas mayores no causan problema durante años, incluso aunque no se siga un tratamiento. Como se justifica la ausencia de un tratamiento que no aportaría un mejor resultado que siguiendo uno, las personas que sufren ese tipo de cáncer prefieren no tratarse; pueden estar bastante bien sin un tratamiento inmediato, aunque deben permanecer en estrecha observación por su doctor y recibir tratamiento por si surge algún problema.

Buscando opiniones alternativas

Aunque se lleven a cabo estudios de estadificación, es posible que desees consultar a varios oncólogos distintos. Quizá tu médico familiar te remita a algún centro para el cuidado del cáncer donde puedes obtener opiniones expertas; también sirve un centro como éste cuando deben recibirse diferentes tratamientos de personas expertas.

Una vez que tu situación haya sido evaluada por un doctor, cualquier plan u opinión de otros doctores casi siempre se considera una *opinión alternativa o segunda opinión*. Una segunda opinión puede concordar con la primera, pero, igual que con otros expertos médicos, los especialistas en cáncer no siempre están de acuerdo sobre cuál tratamiento resulta el mejor para un paciente particular, y es posible que una segunda opinión difiera un poco (o mucho) de la primera.

Un dato importante para tener en cuenta durante ese periodo extremadamente difícil en tu vida es que más de un tratamiento resulta razonable y aceptable para algunos tipos de cáncer. Por eso es aconsejable consultar a varios especialistas antes de decidir cuál tratamiento se adapta mejor a ti y a tu situación. Tienes absoluto derecho de hacerlo, aunque puede resultarte difícil si ya estás inscrito en algún plan de salud. Los doctores están acostumbrados a que los pacientes busquen una segunda opinión, de manera que no debes preocuparte pensando en que lastimarás sus sentimientos o provocarás su enojo. En raras ocasiones no se tiene el tiempo para una segunda opinión, pero si no es tu caso, debes sentirte libre para obtener una opinión alternativa, si así decides hacerlo. Nadie debe hacerte sentir culpable por solicitarlo.

Hay dos clases de segundas opiniones: en una, el segundo doctor consultado puede contar con la misma experiencia que el primero. Por ejemplo, si primero consultas a un oncólogo cirujano, puedes consultar con otro de la misma especialidad para quedar satisfecho con las recomendaciones del primero. En la otra, el segundo doctor consultado puede tener otra especialidad. Por ejemplo, después de consultar con un cirujano, es posible que desees consultar a un oncólogo clínico o uno que aplique la radiación.

Las opiniones alternativas son importantes cuando más de un tipo de tratamiento está disponible: por ejemplo, si estás contemplando una cirugía contra una terapia de radiación o la quimioterapia contra una terapia de radiación. Además, con muchos tipos de cáncer, el tratamiento adecuado requiere más de un especialista. Como el cáncer y su tratamiento son complejos, necesitas comprender lo que está a favor y en contra de las distintas opciones de tratamiento que existen para ti. Tu oncólogo general puede ser de gran ayuda mientras tomas una decisión con respecto a un tratamiento.

Reuniendo información acerca de las opciones de tratamiento

Dado que pocos tipos de cáncer requieren tratamiento inmediato, debes contar con bastante tiempo para reunir la información que necesitarás saber acerca de las opciones de tratamiento antes de que empieces con cualquiera. Incluso si al principio tu enfermedad representa una urgencia médica, una medida temporal será tomada para aliviar la crisis y permitir que te prepares para una acción de más larga duración. Obviamente, no es prudente dejar que exista alguna demora prolongada para iniciar un tratamiento. Sin embargo, nadie debe tomar una decisión precipitada acerca de elegir uno, debido a un estado de pánico o presionado por los doctores o los miembros de la familia.

La información que requieres tener acerca de cada opción de tratamiento disponible incluye las respuestas a las interrogantes que aparecen a continuación. Puedes obtener dicha información durante las pláticas con tu doctor o doctores.

- ¿Con cuánta frecuencia me será dado el tratamiento? Por ejemplo, ¿cuántas sesiones de quimioterapia necesitaré?
- ¿Dónde me será dado el tratamiento? Por ejemplo, ¿necesitaré ser hospitalizado?
- ¿Cómo se verá afectado mi trabajo por el tratamiento? Por ejemplo, ¿tendré que asistir a tratamiento durante el horario de mi trabajo?
- ¿Podré enfrentar mis responsabilidades familiares? Por ejemplo, ¿podré sostener a mi bebé?
- ¿Cuáles efectos secundarios (complicaciones) del tratamiento puedo esperar? Por ejemplo, ¿los fármacos de la quimioterapia me provocarán náuseas?

La lista de verificación del paciente será de gran ayuda para recolectar información y para registrar las respuestas a tales preguntas. Además de incluir el nombre de tu cáncer y los resultados de tus estudios programados, contendrá detalles sobre los diferentes tratamientos disponibles para ti, sus efectos secundarios y los beneficios potenciales, así como los pronósticos de su éxito. La lista también incluirá cualquier estudio clínico pertinente que desees considerar para participar. (Pruebas clínicas serán expuestas en el Capítulo 8.)

Lista de verificación del paciente

- Tu nombre y dirección
- El nombre y especialidad de tu médico general
- Los nombres de otros médicos involucrados en tu caso

Diagnóstico

- Tipo de tumor y sitio donde se localiza

Estudios clínicos de estadificación

- Etapa clínica
- Pruebas de sangre
- Estudios de radiología

Estudios patológicos de estadificación

- Etapa patológica
- Biopsias adicionales

Opciones de tratamiento

*Cirugía

- Duración del procedimiento y de hospitalización
- Efectos secundarios
- Resultados esperados

*Terapia de radiación

- Región del cuerpo que será tratada
- Duración del tratamiento
- Efectos secundarios
- Resultados esperados

*Terapia sistémica

- Fármacos o medicamentos por ser utilizados o tomados en cuenta
- Horario del tratamiento
- ¿Requiere hospitalización?
- Efectos secundarios
- Resultados esperados

*Terapia combinada

- Secuencia, de ser utilizada esta opción

*Estudio clínico

- Tipo de tratamiento

Resumen de las opciones de tratamiento _____

_____

Plan Final _____

_____

Quizá quieras contactar alguna institución oficial o privada durante el periodo en que reúnes información. Además de esas fuentes, existe la creciente información disponible en Internet. Sin embargo, debes tener mucha cautela porque bastante de la información en la red no ha sido oficialmente revisada o editada, y alguna puede ser publicidad de doctores que sólo buscan ofrecer tratamiento o consulta. Los datos que aportan otros usuarios, así como los boletines que circulan en algunos sitios pueden ser interesantes, pero quizá no se aplique a tu caso o situación específicos.

Los tratamientos que se anuncian por Internet son alternativos, complementarios o no están probados. En la introducción de este libro presenté algunos lineamientos para considerar tales tratamientos y es necesario decir en este punto que, aunque deseemos el buen resultado de un tratamiento, para ciertas personas que padecen cáncer, no hay disponible alguna terapia verdaderamente efectiva. Para tales pacientes los tratamientos no convencionales pueden resultar una tentación, pero, como dije antes, éstos quizá ayuden o al menos no son dañinos, si se usan junto con una terapia convencional. Sin embargo, debe tomarse en cuenta que algunas terapias pueden resultar dañinas, especialmente si sustituyen un tratamiento convencional. Otras pueden comprometer la calidad de vida del paciente. De nuevo, es una buena idea platicar de los tratamientos disponibles con tu médico.

Pasos personales en el diagnóstico y el tratamiento

Deberás tomar en cuenta toda clase de asuntos personales cuando estés considerando decidirte por el tratamiento que sea mejor para ti. La información médica que logres reunir durante ese periodo no sólo te ayudará a tomar decisiones acerca de tu tratamiento, sino que también te será fácil disponer de tu tiempo de manera sabia. Las respuestas a las interrogantes de la sección anterior (Reuniendo información acerca de las opciones de tratamiento) te proporcionarán información útil para que puedas hacer planes. Casi siempre, los tratamientos toman varios meses (algunos incluso gran parte del año), de manera que tendrás tiempo para realizar los ajustes necesarios a tu vida.

Durante ese periodo difícil, quizá te resulte duro manejar tus pensamientos y tus emociones, que pueden a veces ser devastadores. Sin embargo, cuando te sea posible será buena idea pensar cómo estructurar tu vida de manera que te sea fácil lidiar con tu tratamiento. Por ejemplo, podrías hacer una lista de tareas que debes cumplir; además de los asuntos médicos; esa lista debería incluir asuntos personales, los relacionados con el trabajo, financieros y legales que deben ser considerados. Fijar prioridades y hacerte cargo de asuntos familiares importantes y de tu negocio te darán paz mental y te harán sentir más productivo, además te darán mayor control en una situación que todos saben que resulta difícil.

También podrías considerar hacer una segunda lista de cosas que quieres hacer, pero no has tenido oportunidad, como pasar algún tiempo con un amigo o miembro de tu familia; tomarte unos días en un lugar tranquilo; dar un paseo en un día soleado o permanecer en paz con la naturaleza. Aunque debas posponer algunas de las cosas en tu segunda lista, como visitar a tus parientes en otra parte del país o hacer un viaje al extranjero, hasta que hayas comenzado, o incluso completado, el tratamiento, tener algo pendiente puede ser en extremo importante.

Habla con tus doctores de las opciones de tratamiento

Conforme atiendes tus asuntos médicos y personales, con seguridad tendrás varias pláticas con tu doctor o quienes estén involucrados en la decisión para elegir un tratamiento. Tendrás acceso a información abundante y absorberla toda resultará difícil, aun en la mejor circunstancia; incluso es aún más difícil cuando se atraviesa por un momento de ansiedad y el estrés asociado con una enfermedad grave.

Tengo mi propia "regla de 10 por ciento" con la que creo que la mayoría de las personas comprenden y recuerdan sólo un décimo de la información que reciben durante una sola visita a su doctor. Revisar con detenimiento los pasos en la ilustración 1 y reunir, además de registrar, información en la lista de verificación, te ayudará a entender mejor todo lo que hables con tu doctor en las citas consecutivas; también tendrás la ventaja de informarte de aquello que no sabías o comprendías, de modo que tendrás más preguntas por plantear y podrás reunir aún más datos.

A lo largo de ese proceso, será relevante que toques base periódicamente con tus doctores, y con enfermeras, técnicos y trabajadores sociales, así como con otros miembros de los equipos de atención a la salud. A veces resulta benéfico revisar con esas personas la información que has reunido para que la comprendas plenamente. De manera que habla de las opciones con quienes están a cargo de tu cuidado médico. Después podrás considerar de nuevo las opciones y volver a hablar de ellas con las mismas personas o con alguien del equipo de atención y cuidado de la salud.

Algunas personas pasan por ese proceso de manera rápida, y en poco tiempo deciden qué tratamiento es mejor para ellas. Otras necesitan dedicar varios días o más a meditar acerca de las opciones para tomar una decisión.

Selecciona el tratamiento más adecuado

El proceso de hablar y seleccionar requiere una consideración seria, pero llegará el momento en que debas tomar una decisión en cuanto a tratamiento se refiere. Con la lista de verificación ante ti, tú y tu familia podrán considerar lo que está a favor y en contra de cada opción. En ese momento habrás digerido la información acerca de cada opción, habrás planeado tu vida lo mejor posible y habrás tenido varias conversaciones tanto con tu doctor como con los integrantes del equipo de cuidados de la salud. A lo largo del camino, y sobre todo cuando hayas llegado al punto en que debes tomar una decisión, será una buena idea involucrar a los miembros de tu familia o tus amigos, quienes pueden contribuir mucho con sus opiniones, ya que quizá recuerden datos que tú hayas olvidado, además de servir como portavoz.

Con tu doctor, habrás revisado los beneficios de los distintos tratamientos para estar seguros de que tienes expectativas realistas acerca de sus beneficios. Tendrás ya conocimiento de cuánto cuesta cada tratamiento, los efectos secundarios, el tiempo que se necesita, el grado en que el tratamiento alterará tu vida y, posiblemente, los costos financieros que te acarree. Después de exponer tales temas con tu doctor, tus familiares y amigos, quizá sientas que has llegado a una decisión "final" acerca del tratamiento elegido. Sin embargo, aun entonces tal vez sea necesario platicarlo con tu doctor además de hacer una evaluación adicional. Permíteme darte el ejemplo siguiente.

Paul R. de 68 años tiene cáncer de próstata. Pese a que su doctor no detectó el tumor al practicarle un examen físico, los resultados de las pruebas de sangre, los estudios de imagenología y una biopsia indicaron que tenía un tumor y que ambos lados de la glándula de la próstata estaban afectados. En tal circunstancia, la probabilidad de que el tumor pudiera ser extirpado mediante una cirugía era de sólo 50 por ciento. Paul ya había consultado a un cirujano (urólogo), a un oncólogo especializado en radiación y a un oncólogo.

Después de llenar la lista de verificación y platicar la situación con su mujer y sus hijos, Paul se sintió inclinado a someterse a la cirugía y "acabar con el problema de una vez". Sin embargo, su preocupación por el periodo de recuperación y algunos efectos a largo plazo, como la pérdida del control urinario (que raramente sucede), además del efecto en la funcionalidad sexual (que con frecuencia ocurre) era más que entendible. Sabía que la terapia de radiación también es efectiva para combatir el cáncer, pero le preocupaba esa forma de tratamiento porque el proceso toma siete semanas y los efectos a largo plazo incluyen un daño potencial al recto (que sucede casi en la misma proporción que con una cirugía).

Durante una plática con su médico, Paul dijo que prefería una cirugía, pero la opinión del doctor fue que el índice de curación a largo plazo y el porcentaje de riesgo de sufrir efectos secundarios entre una cirugía y una terapia de radiación eran aproximadamente los mismos. Sin embargo, los efectos secundarios en cada tratamiento sí diferían porque la cirugía provoca incontinencia y la radioterapia irritación del recto. También el doctor señaló que, debido a las características del tumor, existía una probabilidad de 50 por ciento de que Paul debiera someterse a una terapia después de la cirugía, porque quizá el cirujano no podría extirpar todas las células cancerosas alrededor de la glándula. Por último, el médico informó a Paul de los nuevos tratamientos disponibles para hombres que enfrentan una disfunción sexual después de cada opción de tratamiento.

Luego de meditarlo un poco, tal vez Paul respondió: "Ni hablar, voy a arriesgarme con la cirugía", o "Bueno, como parece que de todos modos necesitaré una terapia de radiación, ¿por qué no me decido por ésta y me evito la cirugía?" Paul sabía que cualquiera de los dos tratamientos era adecuado y que podía proseguir adelante porque sus expectativas eran claras y realistas.

Completa el tratamiento

Numerosos pacientes encuentran que el periodo en la toma de decisiones es el más difícil. Aunque no es posible negar que tanto la duración como la intensidad del tratamiento constituyen un periodo difícil, varias personas encuentran que, una vez que el tratamiento comienza, todo fluye más fácilmente porque han definido con claridad no sólo sus metas, sino también algunos objetivos intermedios y pueden continuar trabajando en sus asuntos personales. Ciertos pacientes explican que lidiar con sus asuntos personales y establecer prioridades ha enriquecido su vida, así como sus relaciones.

Acude a consultas de seguimiento

Para lograr una "reentrada" exitosa a la vida rutinaria después de un tratamiento y después de algún tiempo verificar si ésta ha tenido éxito, será necesario establecer un plan de seguimiento. Deberás acudir a citas de seguimiento con los especialistas en cáncer que te atendieron. Quizá tu médico familiar no conozca los beneficios a largo plazo ni los efectos secundarios del tratamiento que seguiste, pero debes consultarlo por ciertos problemas de salud, como un resfriado o las vacunas que te permitirán viajar al extranjero.

Mediante exámenes físicos cuidadosos, las pruebas de laboratorio y los estudios de imagenología, los especialistas –junto con tu médico general– podrán determinar el éxito obtenido de tu tratamiento, así como los efectos a largo plazo. La información que deriva durante las consultas de seguimiento es esencial, no sólo para prevenir problemas o tratar los que surjan, sino también para desarrollar mejores tratamientos para futuros pacientes. Conforme transcurra el tiempo y te sientas bien, las visitas de seguimiento serán menos frecuentes.

Tal vez te sorprenda saber que el final del tratamiento también requiere un período de adaptación. A lo largo del tratamiento, tanto tú como tu familia han enfocado sus energías en combatir la enfermedad. Regresar a una rutina de vida después de estar en tratamiento a veces requiere que las personas centren sus energías en recuperar su fuerza física, además de lidiar con asuntos mundanos que parecerán menos importantes que antes.

Ahora que tienes una visión "a ojo de pájaro" del camino que te espera, podemos proseguir, en el Capítulo 2, a explicar lo que sucede con el cáncer en el nivel celular, es decir en las células. La parte que confunde en esta explicación es la terminología, aunque los conceptos no son complicados. Si prefieres, puedes posponer la lectura de dicho capítulo y seguir con el 3, que describe cómo los análisis de diagnóstico y los estudios de estadificación proporcionan la información que necesitarás para tomar una decisión acerca de un tratamiento.

Capítulo 2

Cáncer: ¿de dónde viene?

El cáncer es una enfermedad compleja. Para entenderla, el primer paso es entender cómo las células del cuerpo se comportan normalmente. Esto se debe a que, en esencia, el cáncer es una enfermedad en que las células actúan de manera anormal: crecen sin control.

Conducta normal en una célula

Las células se comportan de diversas maneras; entre estas conductas está la división en más células: una célula puede dividirse en dos y cada célula "hija" puede dividirse en otras dos células, etcétera. Después de dividirse diez veces, una célula ha producido 1,024 células; después de quince divisiones, una célula se ha convertido en 32,768 células. La división celular ocurre en varias ocasiones y por diversas razones: las células se dividen durante el crecimiento y desarrollo del embrión y el feto, por ejemplo, y cuando hay necesidad de reparar una lesión en el cuerpo, como un raspón en una rodilla. Las células también se dividen en el cáncer, y éste ocurre cuando las células se dividen sin control.

A medida que el embrión se desarrolla, las células que eran del mismo tipo se van especializando para llevar a cabo funciones específicas. Algunas células se vuelven células musculares y otras células óseas, sanguíneas, cutáneas o nerviosas. Sin embargo, todas las células en el cuerpo tienen la misma estructura básica, aunque cada tipo se ve diferente bajo el microscopio, según su función. La ilustración 2 muestra los elementos básicos contenidos en cada célula.

Algunas células especializadas, como las de los nervios, dejan de dividirse cuando el sistema nervioso del individuo está completamente maduro. Otras, como las de la sangre y la piel, continúan dividiéndose a lo largo de la vida de una persona. Las células normales no se dividen *al azar*; más bien, se dividen *sólo cuando reciben una señal que se los indica*.

¿Cómo se comunican las células?

Las células no tienen un comportamiento aislado. Es decir, no llevan a cabo sus funciones independientemente de lo que está sucediendo a su alrededor. No sólo están en contacto físico con células vecinas, también se comunican con ellas.

Una manera de comunicarse es mediante moléculas llamadas hormonas, factores de crecimiento y la citosina. Todas las células tienen algún tipo de moléculas que generan señales. Los factores de crecimiento liberados de una célula pueden viajar a una célula adyacente o vecina, o pueden viajar por la corriente sanguínea a partes lejanas del cuerpo. Una vez que un factor de crecimiento o citosina alcanza otra célula, se une a los receptores apropiados en la superficie de esa célula en forma tal que pareciera una llave en una cerradura, como aparece en la parte superior de la ilustración 2. Algunas de las nuevas terapias moleculares dirigidas apuntan hacia esos receptores. Explico con mayor detalle dichas terapias en el Capítulo 7.

Control de la conducta celular normal

En el cuerpo, la conducta de cada célula es controlada por una molécula compleja llamada ADN (*á*cido *d*esoxirribo*n*ucleico), situada en el núcleo de la célula y que sirve como "cerebro" de la célula. El ADN es el anteproyecto de todo lo que hace la célula. En una célula humana, el ADN está ordenado en 46 secciones llamadas *cromosomas*, que están ordenadas en pares; 23 cromosomas de cada molécula del progenitor. Los pares de cromosomas pueden arreglarse en un orden específico (llamado cariotipo) de acuerdo con su forma y tamaño. Uno de esos pares de cromosomas determina el sexo de una persona: los hombres tienen un cromosoma X y uno Y (XY), en tanto que las mujeres tienen dos cromosomas X (XX). Otros cromosomas contienen genes que determinan distintos factores acerca de la persona: altura, color de cabello, color de ojos, etcétera.

Juntos, los 46 cromosomas contienen cerca de 30,000 genes. (Un *gen* es un segmento del ADN que determina la estructura de una proteína.) Cada gen ocupa una ubicación específica en un cromosoma. Igual que los cromosomas, los genes están arreglados en pares: un gen de la madre, el otro del padre. Cada par de genes se llama par de *alelos*.

Cuando ambos alelos en el par producen la misma proteína, se dice que son *homocigotos* (iguales). Cuando cada alelo en el par produce una proteína ligeramente distinta, se dice que los dos alelos son *heterocigotos* (diferentes). Existe una amplia gama de alelos posibles, por lo que, excepto en el caso de gemelos idénticos, las proteínas en la superficie de las células de cada persona son diferentes de las proteínas en la superficie de las células de otra persona. Es por eso que es difícil trasplantar órganos o tejido de una persona a otra; incluso aunque la combinación sea cercana, no es *idéntica*, excepto en los gemelos idénticos.

Por medio de una serie de pasos bioquímicos, cada gen instruye a una célula para que haga una proteína diferente. Algunos genes dan instrucciones a las células para que fabriquen proteínas estructurales que sirven como bloques de construcción. Otros genes comunican a la célula que produzca hormonas, factores de crecimiento o citosina, que (como se explicó arriba) salen de la célula para comunicarse con otras células. Además, otros genes se comunican con la célula para que produzca las proteínas reguladoras que controlan la función de otras proteínas o comunican a otros genes cuándo se "activan" o se "desactivan". Cuando un gen se enciende o activa, fabrica otra molécula compleja llamada ARN (*ácido ribonucleico*), que contiene toda la información que necesita la célula para hacer proteínas nuevas. Este *mensajero* o ARN es transportado al citoplasma (material que rodea al núcleo) de la célula, desde donde dirige la fabricación de una proteína nueva.

Las funciones del ARN son más complejas de lo que se pensaba. Mediante un proceso llamado *interferencia* de ARN (ARNi), los genes pueden ser regulados, de manera que pequeñas porciones de ARN ayudan a activar o desactivar los genes. Además, las proteínas que normalmente rodean al ADN, llamadas *histones*, también están involucradas en apagar genes. Las enzimas que cambian a los histones (mediante procesos llamados *metilación* y *acetilación*) también pueden determinar cuáles genes están activados y cuáles desactivados. Debido a que cambian la función de los genes pero no cambian la estructura de las bases del ADN, esas proteínas y enzimas se llaman *modificadores epigenéticos*. Este nuevo conocimiento está descubriendo áreas apasionantes de la investigación que incluye estrategias novedosas para regular células de cáncer.

Conviene hacer aquí un paréntesis para explicar el concepto de homocigosis y heterocigosis, así como las tendencias dominantes y

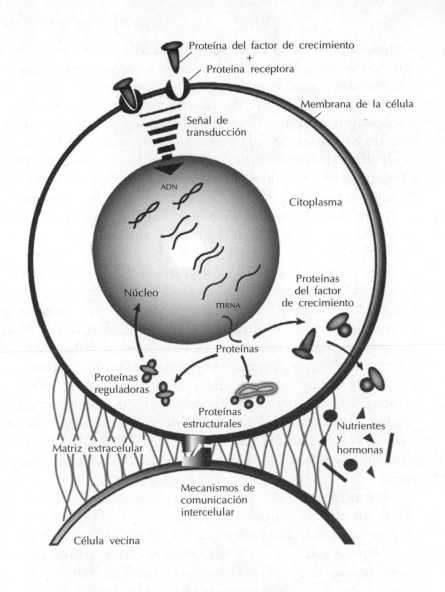

Proteína del factor de crecimiento
+
Proteína receptora

Membrana de la célula

Señal de transducción

ADN

Citoplasma

Núcleo

mRNA

Proteínas del factor de crecimiento

Proteínas

Proteínas reguladoras

Proteínas estructurales

Nutrientes y hormonas

Matriz extracelular

Mecanismos de comunicación intercelular

Célula vecina

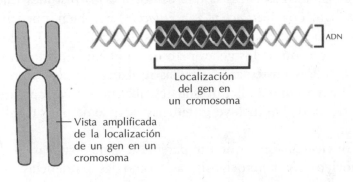

ADN

Localización del gen en un cromosoma

Vista amplificada de la localización de un gen en un cromosoma

recesivas. En el aspecto hereditario, hay dos tipos de tendencias: dominante y recesiva. Veamos, como ejemplo, el color de los ojos. El gen de los ojos café (B) es dominante y el gen de los ojos azules (b) es recesivo. Si ambos progenitores son homocigóticos de ojos café; es decir, que tienen dos genes B (BB) en los alelos del color de sus ojos, todos sus hijos tendrán ojos café. Si ambos progenitores son homocigóticos de ojos azules –tienen dos genes b (bb) en los alelos del color de sus ojos– todos sus hijos tendrán ojos azules. Si uno de los padres es homocigótico de ojos café (BB) y el otro progenitor es heterocigótico con cualquier color de ojos (Bb), todos sus hijos (que tendrán genes BB o Bb) tendrán ojos café, porque el gen B es dominante. Sin embargo, si ambos padres son heterocigóticos (Bb) con cierto color de ojos, los hijos pueden ser BB, Bb, bB o bb. Por tanto, cada hijo nacido a esta pareja tiene una probabilidad de cuatro de tener ojos azules (bb). (Porque el gen de ojos café es dominante, incluso alguien con genes Bb o bB en los alelos del color de ojos tendrá ojos café, pero esa persona puede tener hijos con ojos azules, dependiendo de los genes de la otra persona, como en el ejemplo de arriba.)

El concepto homocigoto y el heterocigoto, así como las tendencias dominantes y recesivas serán explicados con mayor detalle en el Apéndice A. Para señalar la importancia de tales conceptos, digamos que G es un gen de control necesario para vigilar un proceso celular. Mientras halla una copia de G, la célula se comporta con normalidad; luego, GG o Gg estarán bien, pero gg puede ser problemático porque ambos genes se perdieron. Pero, si una persona es Gx (x indica que no hay

---

Ilustración 2. Diagrama de una célula.

El "cerebro" de una célula es el núcleo, que contiene una molécula llamada ADN. El ADN es el anteproyecto o plantilla a partir del cual la célula fabrica proteínas. El ADN está organizado en cromosomas, que se subdividen en genes. El ARN es producido con base en el anteproyecto del ADN y las proteínas se fabrican según el anteproyecto del ARN. Hay tres clases básicas de proteínas. Las proteínas reguladoras ayudan a controlar la función de la célula, las proteínas estructurales son bloques de construcción y los factores de crecimiento son moléculas por medio de las cuales una célula se comunica con su alrededor. La conducta de una célula se determina por el ambiente que la rodea, incluida la estructura a la que está adherida (llamada matriz extracelular), las células vecinas y los nutrientes, hormonas y factores de crecimiento que se hallan cerca de la célula (en el microambiente).

Un gen es un segmento de ADN. Existen cerca de 30,000 genes en una célula humana, localizados en 23 pares de cromosomas.

gen presente) y el alelo G se pierde por completo por una mutación, la célula se vuelve xx y puede no funcionar con normalidad. El proceso de Gx a xx puede ocurrir en el desarrollo de cáncer y se llama pérdida de heterocigosidad, abreviada LOH, por sus siglas en inglés.

Manera en que se dividen las células normales

Las células se dividen sólo cuando reciben las señales adecuadas, sea desde el interior de la célula, de factores de crecimiento que circulan en la corriente sanguínea, o de una célula con la que están en contacto directo. Por ejemplo, si una persona pierde sangre, un factor de crecimiento llamado *eritropoyetina*, producido en los riñones y que circula por la corriente sanguínea, manda una señal a la médula ósea para que fabrique más células sanguíneas. Los factores de crecimiento que vienen de fuera de la célula pueden transmitir un mensaje adhiriéndose al receptor apropiado sobre la superficie de la célula (de nuevo, la llave y la cerradura), disparando una señal para activar a un gen específico en el núcleo de la célula. Otras señales generadas dentro de la misma célula pueden usar los sistemas de señales para activar un gen.

Cuando una célula recibe el mensaje para que se divida, pasa por el ciclo celular mostrado en la ilustración 3. Cuando la célula descansa, se dice que está en la fase G_0 (o Gap-zero). En esta etapa de descanso ninguna actividad es visible bajo el microscopio. Cuando la célula recibe las señales propicias, se prepara para dividirse entrando en la fase G_1 (o Gap-1). Luego entra la fase S (síntesis), durante la cual el ADN de la célula fabrica una copia idéntica de sí misma: un proceso llamado *duplicación*. (La fase S puede ser observada bajo el microscopio.) Después, la célula entra en una fase de reposo temporal (fase G_2) mientras se prepara para dividirse. Por último, la célula entra en la fase M (*mitosis*) y se convierte en dos células. Si todo sale bien, las dos "células vástagos" contienen duplicados exactos de todo el material genético contenido en el núcleo de la célula paterna. Cuando la división está completa, las dos células vástagos descansan en la fase G_0 hasta que reciben la señal de dividirse.

Hay puestos de control en cada paso de dicho proceso que revisan para verificar si el paso ha sido terminado con precisión. En el cáncer, el ciclo de la célula puede no estar regulado debido a puestos de control defectuosos; es decir, los puestos normales de control, diseñados

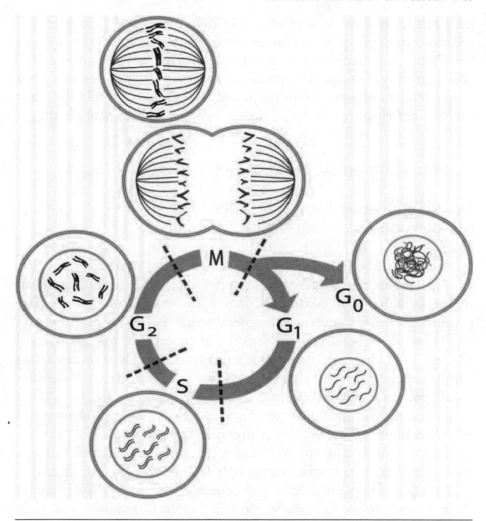

Ilustración 3. Fases en la división de una célula.

Las fases de la división de una célula pueden ser vistas bajo un microscopio. La mayoría de las células se hallan en una etapa de reposo llamada G_0. Cuando se preparan para dividirse, entran en el ciclo celular en una fase llamada G_1 (la *G* representa la palabra *gap*, porque no hay nada visible para el ojo humano, aunque el análisis bioquímico puede detectar los cambios en la célula). Luego, en S (síntesis de ADN), los cromosomas se duplican para que haya un conjunto para cada célula hija. G_2 es el siguiente *gap* en que la célula se prepara para dividirse en dos, lo cual sucede en M (mitosis). Antes de progresar de una fase del ciclo a otra, una célula debe atravesar por puestos de control. Si se detecta algún deterioro en el puesto de control, se repara el daño, o la célula pasa por un proceso llamado *muerte celular programada* (apoptosis), mediante el cual la célula defectuosa es eliminada.

para regular el ciclo de la célula, están defectuosos y el ciclo no es regulado como sería el caso si fueran normales. El hecho de que la célula deba pasar por un ciclo tal es una ventaja para el tratamiento del cáncer, porque varios agentes quimioterapéuticos están diseñados para atacar células que están en un ciclo, o sea, células que se están dividiendo. Sin ese ciclo, es claro que dichos agentes no tendrían efecto.

Conducta anormal en una célula

No siempre las células anormales se vuelven células de cáncer

La mayoría de las células anormales simplemente se deterioran y son eliminadas, sea por células vecinas o por células diseñadas específicamente para "limpiar" escombros, como las células en deterioro. Este proceso normal de muerte y limpieza ocurre en varios puntos en la vida: durante el desarrollo del feto, en el proceso de maduración del sistema inmunológico (defensas del cuerpo contra sustancias ajenas como bacterias y virus) y en varios otros tejidos mientras las células pasan por un reemplazo normal.

En un proceso metódico de "suicidio" celular (llamado *apoptosis* o *muerte celular programada*), las células que ya no son necesarias se fragmentan en partículas y son eliminadas. Si una célula desarrolla alguna mutación, ciertas moléculas "correctoras" que revisan el ADN o la estructura de la célula pueden activar el proceso de apoptosis y deshacerse de la célula antes de que se convierta en cáncer. Debido a que algunas células de cáncer pierden la habilidad de someterse a la apoptosis, los investigadores están tratando de desarrollar una manera de restaurar la habilidad de esas células de someterse a dicho proceso, lo que ayudaría a vigilar la posibilidad de que dichas células crezcan fuera de control.

¿Cómo se comportan las células cancerosas?

Una célula cancerosa es una célula que crece fuera de control. Ya no necesita señales para hacerla crecer; lo hace por sí sola. No importa cuán maligna se vuelva una célula, la situación básica es que los procesos complejos que vigilan la división celular dejan de funcionar y la célula comienza a dividirse sin ser controlada. Sin embargo, eso no sucede a menudo, no es fácil que una célula se vuelva maligna.

Para que una célula se vuelva cancerosa, varios procesos tienen que fallar, incluidos los que controlan la división celular, el ciclo de la célula, la habilidad de invadir tejido circundante, de llevar metástasis a otras partes del cuerpo y la habilidad de fabricar vasos sanguíneos nuevos.

Los pasos correctos que deben ocurrir para que una célula se divida de manera adecuada están descritos arriba. El ADN debe duplicarse con precisión para que cada célula hija tenga un conjunto completo de los cromosomas de la célula madre. El ciclo celular tiene diversos puestos de control que detectan el daño y lo reparan o inician el proceso de suicidio de la célula. Sin embargo, si alguno de los puestos de control que vigilan la división de la célula es defectuoso, la célula anormal está en posibilidad de dividirse.

Varios genes cambian (mutan) en una célula cancerosa y la célula se vuelve defectuosa. Hay dos tipos generales de mutaciones. Uno, llamado *mutación dominante,* resultado de una anormalidad en un par de uno de los genes. Se trata de una mutación que "gana el control de la función". Un ejemplo de dicha acción sería la mutación de un gen que produce una proteína defectuosa y ésta ocasiona que un receptor de factor de crecimiento en la superficie de la célula haga que esté constantemente "activada" cuando, de hecho, no hay ningún factor de crecimiento presente. Por tanto, la célula recibe el mensaje constante de dividirse. Este gen que gana la función del control con frecuencia es llamado *oncogén* (*onco=cáncer*)

El segundo tipo de mutación general es la recesiva; se trata de una mutación donde hay "pérdida de función". En este caso, *ambos* genes en un par tienen que estar dañados para que la célula se vuelva cancerosa; es decir, un gen normal es suficiente. Por ejemplo, un gen normal denominado P53 produce una proteína que "desconecta" el ciclo de la célula ayudando a controlar el crecimiento de la célula. Este tipo de gen se llama *antioncogen* o *gen supresor tumoral* (que suprime tumores). Si un gen del par P53 mutó, el otro gen podrá mantener el control del ciclo celular. Sin embargo, si ambos genes P53 mutaron, se pierde la señal de "desconexión" y la división de la célula no estará bajo control.

Por tanto, la división anormal de la célula o el crecimiento celular fuera de control pueden ocurrir cuando los oncogenes activos se manifiestan o cuando los genes supresores de tumores se pierden. Como indiqué antes, para que una célula se vuelva maligna, tiene que pasar por numerosas mutaciones. En algunos casos, ambos tipos de mutaciones (dominante y recesiva) pueden ocurrir.

La mutación de un gen puede permitir que una célula anormal invada el tejido normal donde comenzó el cáncer o que viaje por la corriente sanguínea produciendo metástasis en partes remotas del cuerpo, donde continúa dividiéndose. Con frecuencia, la metástasis ocurre en los ganglios linfáticos, los pulmones, el hígado, los huesos y el cerebro.

Un gen normal se daña de distintas maneras. Una célula se vuelve anormal cuando se pierde parte de un gen, cuando parte de un cromosoma se reacomoda y termina en un lugar equivocado (llamado *traslocación*) o cuando ocurre un defecto extremadamente pequeño en el ADN, dando por resultado un "anteproyecto" de ADN defectuoso y producción de una proteína defectuosa. (Puedes encontrar una explicación más detallada de cómo ocurren dichos defectos en el Apéndice A).

Sin embargo, hay maneras adicionales para que una célula anormal comience a dividirse sin control. Por ejemplo, un gen normal puede producir proteína que no funcione con normalidad porque la célula contiene un virus que produce cáncer. Las mujeres infectadas con el virus del papiloma humano tienen mayor riesgo de desarrollar cáncer cervicouterino porque el virus interfiere con la función normal de la célula. Para que una proteína normal funcione de manera adecuada, también depende del microambiente de la célula; por ejemplo, las células normales tienen suficiente oxígeno pero los tumores pueden sobrepasar el suministro de sangre. En una situación donde hay poco oxígeno (*hipoxia*) las células no funcionan con normalidad.

Las células normales en un tumor pueden participar en el desarrollo del cáncer

La célula cancerosa no vive aislada; se halla en un ambiente complejo con frecuencia llamado microambiente. Por ejemplo, en un tumor glandular como en el cáncer de próstata o de mama (ambos llamados adenocarcinoma) es posible que la célula cancerosa se encuentre cerca de una célula glandular normal; esté debajo de células de tejido conectivo o de apoyo, llamadas células estromas; en células de vasos sanguíneos;

así como en células inmunes y células inflamatorias. Las células glandulares están adheridas o ancladas a un escalafón llamado matriz extracelular (ve la ilustración 2) o en una membrana base. Si una célula normal pierde contacto con la membrana base, puede morir en un proceso llamado *anoikis,* similar a la apoptosis. Una característica propia del cáncer es su *anclaje independiente;* es decir, la habilidad de la célula para vivir lejos de su adherencia de anclaje normal.

Otras células, como las del tejido conectivo, las inmunes y las inflamatorias en el microambiente, pueden producir factores para estimular el crecimiento de las células glandulares y cancerosas. La presencia de inflamación crónica puede ser un factor importante en el desarrollo del cáncer. A esto se debe que los fármacos para tratar la inflamación estén siendo estudiados para prevenir (quimioprevención) o tratar ciertos tipos de cáncer, como el de colon o el de próstata.

La conducta de una célula cancerosa depende de la falla

Es posible, por tanto, que el cáncer sea resultado de procesos que no funcionan de manera adecuada por diversas razones. La conducta de una célula cancerosa específica depende de cuáles procesos no funcionan en forma adecuada. Algunas células de cáncer simplemente se dividen y producen más células cancerosas, además, la masa del tumor permanece donde comenzó. Otras células de cáncer son capaces de invadir tejido normal, entrar en la corriente sanguínea y crear una metástasis en un sitio remoto del cuerpo. No es posible determinar cómo se comportará una célula sólo por la simple observación a través de la lente del microscopio. Nuevas técnicas han sido desarrolladas que permiten a los científicos estudiar las moléculas individuales en un campo denominado biología molecular. Mayor información de este tema es proporcionada en el Apéndice A.

Como todo lo vivo, las células necesitan ser nutridas. La corriente sanguínea lleva nutrientes y retira desperdicios en el microambiente de la célula. Uno de los nutrientes proporcionados por la corriente sanguínea es el oxígeno, necesario para todo ser vivo, incluidas las células. Sin oxígeno, las células pueden vivir un tiempo breve. Para que las células cancerosas continúen creciendo, tienen que producir proteínas (llamadas *factores angiogénesis*) que aumentan el crecimiento de nuevos vasos sanguíneos que llevan oxígeno y otros nutrientes necesarios para la vida de las células. Un tratamiento novedoso llamado antiangiogénesis está dirigido a los vasos sanguíneos del tumor. El anticuerpo llamado *bevacizumab* (Avastin®) ha sido aprobado para uso clínico y varios medicamentos nuevos están siendo desarrollados para ser dirigidos tanto a vasos sanguíneos en desarrollo como a los establecidos.

En resumen, una célula cancerosa tiene defectos en las funciones normales permitiéndole dividirse, invadir el tejido circundante y diseminarse mediante la corriente sanguínea. Los defectos son resultado de mutaciones en los genes, función anormal de la proteína o infecciones por virus. En esencia, el cáncer no es una sola enfermedad sino varias. Esto es complicado para los científicos, pero también ofrece varios objetivos mediante los que se eliminan las células cancerosas.

El cáncer y la herencia

El cáncer no puede ser heredado, pero el riesgo de desarrollarlo puede serlo. Es decir, la tendencia por desarrollar cáncer está presente en algunas familias, como ha sido demostrado con el descubrimiento de genes anormales específicos que hacen más probable que una mujer desarrolle cáncer de mama bajo ciertas condiciones. Sin embargo, la presencia de anormalidades genéticas no significa que la enfermedad sea hereditaria.

En el cáncer con componentes hereditarios un gen anormal es transmitido de progenitor a hijo(a). Sin embargo, durante la vida de una persona una célula se vuelve anormal debido a cambios en el ADN, como una mutación espontánea de los genes o por un agente carcinógeno en el ambiente. El asbesto, fumar cigarrillos y algunos pesticidas son carcinógenos conocidos. De acuerdo con la información disponible, la mayoría de los tipos de cáncer parecen ser de la variedad espontánea más que hereditaria, además de la predisposición.

Otro punto de extrema importancia que debe tomarse en cuenta es que varias personas que han heredado un gen de cáncer o uno que ha mutado de manera espontánea no desarrollan la enfermedad. El gen anormal podría significar una tendencia a desarrollar cáncer pero antes deben ocurrir mutaciones adicionales para que un tumor se desarrolle. De hecho, la mayoría de las células cancerosas tienen varios defectos distintos en su ADN, por lo que un gen anormal rara vez causa cáncer.

Asesoramiento genético

Un campo nuevo en cuanto a genética es dar consejo a los padres que se preocupan por la posibilidad de transmitir a sus hijos alguna enfermedad como la anemia falciforme o depranocítica, la fibrosis cística o el cáncer. El asesoramiento genético estudia parejas para determinar qué tipo de enfermedades han ocurrido en sus antecedentes familiares. Por ejemplo, debido a que ciertos tipos de cáncer (como el de mama o de ovarios) se presentan al mismo tiempo, las mujeres con parientes que desarrollaron alguno de esos tipos de enfermedad en edad temprana, son propensas a desarrollar cualquiera de esos dos tipos de cáncer. Es posible que bajo determinadas circunstancias un consejero en genética recomiende a una persona que haga examinar sus genes en un laboratorio. (En el Apéndice A aparecen varios métodos utilizados para estudiar genes en laboratorio.) Si se llega a identificar una anormalidad genética, el consejero puede explicar a la pareja o a sus hijos tanto los riesgos potenciales como la necesidad de una revisión regular y las medidas preventivas. En algunas ocasiones, el proceso involucra extirpar un órgano; por ejemplo, a ciertas mujeres con riesgo de desarrollar cáncer de mama y de ovarios se les aconseja la eliminación profiláctica de los ovarios. Obviamente, hacerlo requiere una explicación de los doctores a los miembros de la familia.

Pese a que en muchos casos los consejos pueden ser útiles, también plantea ciertas preguntas difíciles de responder:

¿Hay algo que pueda hacerse para prevenir el cáncer? Si nada puede hacerse, ¿pueden representar una diferencia los exámenes frecuentes en la detección temprana de la enfermedad, en términos de tratamiento y recuperación?

La información al respecto, ¿hará que la vida de la persona sea mejor o peor? Es decir, la preocupación acerca de la posibilidad de desarrollar cáncer ¿dominará los pensamientos de la persona afectando su calidad de vida?

¿Debe la información mantenerse confidencial para que las compañías aseguradoras y los empleadores no tengan acceso a ella? (las compañías de seguros y los patrones pueden discriminar a una persona si sus exámenes genéticos indican que el individuo ha heredado la tendencia por desarrollar cáncer).

Debido a que dichas preguntas a veces tienen respuestas poco satisfactorias, es de entenderse que varias personas evadan los estudios genéticos.

La decisión de someterse a dichos estudios es un asunto difícil y personal. Debe tomarse después de estudiar la opción con un experto en oncología o consejero en genética.

Investigación actual

Científicos de diversos campos están involucrados en la investigación biológica del cáncer. Los biólogos celulares, moleculares, estructurales y tumorales; los bioquímicos, fisiólogos, inmunólogos, oncólogos y farmacólogos han contribuido recientemente al conocimiento fundamental del complicado proceso llamado cáncer. Sus contribuciones conducen al desarrollo de tratamientos únicos. Como resultado de los estudios biológicos sobre el cáncer, lo que hace unos cuantos años era un sueño, ahora se está volviendo realidad.

Desde principios del siglo XXI ha habido un avance rápido en la comprensión de la biología del cáncer y en la conversión de dicho conocimiento en tratamientos. Varios medicamentos nuevos apuntan a objetivos específicos, que incluyen: los receptores en la superficie celular, las rutas de señalamiento en la célula, la apoptosis molecular, el metabolismo de las proteínas, los factores de angiogénesis y varios otros. En la actualidad, los científicos pueden estudiar la identificación de la célula cancerosa usando técnicas biológicas celulares llamadas generalmente genómica (estudios del ADN y ARN), la proteómica (proteínas), la metabolómica (bioquímica) y otras acepciones con esa terminación. Dichos términos están descritos en el Apéndice A. El uso de la identificación molecular o perfil molecular del tumor ayuda a determinar la prognosis y el tratamiento para un paciente. La era de la medicina personalizada está surgiendo en forma acelerada a partir de la investigación en laboratorio y de las pruebas clínicas.

Con frecuencia se necesitan varios años antes de que el trabajo en el laboratorio se traduzca en un tratamiento. Por una parte se debe a las pruebas esenciales que han de llevarse a cabo en animales de laboratorio y en humanos antes de que un tratamiento pueda ser usado ampliamente. (Las pruebas clínicas que utilizan seres humanos están explicadas en el Capítulo 8.) Por otra, los resultados de las investigaciones actuales no estarán disponibles como tratamiento por cierto tiempo, aunque al ritmo asombroso en que se están generando los descubrimientos ofrece una razón para tener esperanzas en el futuro.

Armados con un entendimiento básico de lo que ocurre en las células cancerosas, regresaremos en el siguiente capítulo a dos de los pasos de la lista de verificación del paciente descrita en el Capítulo 1: el diagnóstico y los estudios de etapas o de estadificación.

Capítulo 3

Pruebas de diagnóstico y estudios de estadificación: reuniendo información

El cáncer toma su nombre según el órgano en que comienza y aunque la metástasis emigre a otra parte del cuerpo, conserva el nombre original. Por ejemplo, el cáncer de mama que se ha propagado a los pulmones es llamado metástasis de cáncer de mama y no cáncer pulmonar; el cáncer de próstata que ha proliferado en el sistema óseo es llamado metástasis de cáncer de próstata y no cáncer en los huesos.

Otros nombres para otros tipos de cáncer con los que quizá estés familiarizado son: carcinoma, sarcoma y linfoma. Ésas, también, son denominaciones del tipo de cáncer que afecta determinada parte del cuerpo donde la enfermedad se inició. Carcinoma es el término general para describir los tumores que se encuentran en el tejido epitelial, como la piel y la envoltura de ciertos órganos, como el útero y los pulmones. (Decir que una mujer tiene un *carcinoma uterino* es lo mismo que decir que tiene *cáncer de útero*.) Los tumores en el tejido conjuntivo, como en los músculos o los huesos, son llamados sarcomas. Los tumores cerebrales se conocen como *gliomas,* y los que comienzan en el sistema linfático se llaman *linfomas;* el cáncer que se origina en la médula ósea se conoce como *leucemia.* En el cuadro 1 están identificados tales tipos de cáncer.

Los términos *tumor, masa* o *protuberancia* se utilizan indistintamente para referirse a un crecimiento anormal de tejido. Sin embargo, alguien que presenta un tumor, una masa o protuberancia no necesariamente tiene cáncer. Muchos tumores no contienen células cancerosas. Por ejemplo, pequeños tumores de grasa, llamados lipomas, son comunes en la piel: algunos otros, llamados *tumores benignos*, quizá ocasionen dolor u otros problemas (pueden interferir con las funciones normales del cuerpo), y tal vez sea necesario extirparlos por medio de una cirugía, pero no son malignos.

La mayoría de las personas piensan en el cáncer cuando escuchan la palabra *tumor* y, ciertamente, para evitar trastornos innecesarios al paciente varios doctores se refieren a tales crecimientos como *protube-*

rancias. Cuando un tumor, masa o protuberancia es identificado como benigno o canceroso, incluso si se trata sólo de una cicatriz, una biopsia y estudios de imagenología deben llevarse a cabo para saber qué sucede (ve la sección siguiente). Si se descubre que el tumor es maligno, entonces una serie de estudios de estadificación deben realizarse para obtener más información. Gran parte de este capítulo es acerca de tales estudios.

Cuadro 1. Tipos de cáncer, tejidos y órganos involucrados

Tipo de cáncer	Tejidos u órganos donde se origina el cáncer
Carcinomas	
Adenocarcinoma	Células que cubren los conductos de las glándulas o células del tejido glandular. Cáncer de mama, pulmón, próstata, tracto gastrointestinal y estructuras glandulares, como las glándulas salivales, el páncreas y las glándulas endocrinas pueden ser adenocarcinomas.
Carcinoma	Término general para todos los tipos de cáncer que empiezan en el tejido epitelial (que cubre la superficie de los órganos o cavidades del cuerpo; ejemplo: la piel, tracto gastrointestinal, bronquios, boca.
Carcinoma in situ	Cáncer temprano que ocurre en una estructura glandular o envolvente (membrana). Los ejemplos incluyen el cuello uterino o cérvix uterino, la cabeza y el cuello, el pecho y la piel. Aunque las células son cancerosas, no han invadido el tejido circundante (han permanecido "en el sitio"). El cáncer in situ puede ser adenocarcinoma o carcinoma escamoso.
Endometrial	Útero
Hepatoma	Hígado
Célula no pequeña, célula pequeña	Pulmón; tipos de cáncer de células pequeñas pueden ocurrir en otros sitios, por ejemplo en el cuello uterino o cérvix uterino.

Continúa ☞

Continuación 🖙

Carcinoma escamoso	Células en la superficie del cuerpo o células que envuelven las estructuras internas, como la boca, garganta, bronquios y el canal del recto.
Célula transitoria	Vejiga
Tumores de células germinales	Tumores que surgen en los testículos o los ovarios. Los seminomas y noseminomas son dos tipos de tumores de células germinales de los testículos.
Gliomas	
Glioblastoma	Cerebro
Astrocitoma	
Leucemias	Médula ósea, tejido suave en el centro de los huesos, donde las células de la sangre son producidas.
Linfomas Enfermedad de Hodgkin	Células en el sistema linfático que producen células inmunes.
Linfoma no Hodgkin	
Melanoma	Células pigmentadas, usualmente en la piel.
Mesotelioma	Tejido que cubre los pulmones o la cavidad abdominal.
Mieloma múltiple	Células inmunes que producen anticuerpos.
Sarcomas	Tejido óseo o conectivo, como los músculos.
Seminomas	Células germinales en los testículos u ovarios.

Revisión y diagnóstico

Una de las razones por la que los doctores recomiendan las revisiones físicas de rutina es porque las protuberancias anormales (tumores) pueden ser descubiertos a la hora de un examen y, también, otras malignidades en potencia que pueden ser detectadas mediante las pruebas rutinarias realizadas en ese momento. Someterse a revisiones de rutina y a los procedimientos que éstas incluyen, puede ayudar en ciertos tipos de cáncer, porque si una persona desarrolla cáncer, es más factible que éste sea detectado tempranamente, cuando es mayor la oportunidad de tener más opciones de tratamiento. Además de una revisión física, el doctor familiar quizá ordene otros exámenes, como el de papanicolao para detectar el cáncer uterino, una prueba de sangre para detectar el cáncer de próstata o una mamografía para ver si existe cáncer de mama. Nuevos exámenes, como la tomografía axial computarizada (TAC o escaneo aplicado para el estudio del cuerpo humano, donde se obtienen cortes transversales a lo largo de una región concreta) para la detección del cáncer están siendo evaluados para la revisión de los pulmones.

En general, la edad e historia familiar de una persona determinarán la frecuencia con que tales revisiones deberán hacerse. (Los estudios acerca de la susceptibilidad de los genes por contraer cáncer fueron expuestos en el Capítulo 2.) Cuando los resultados de cualquier examen son anormales, éstos deben ser interpretados con cuidado. Las revisiones no siempre detectan en forma definitiva la existencia del cáncer; quizá sólo indiquen que los exámenes deberán realizarse más seguido. Por ejemplo, los resultados de un frotis para papanicolao pueden mostrar la presencia de células anormales en el cuello del útero. Basados en su experiencia, tanto el patólogo como el ginecólogo saben que, con el tiempo, dichas células *pueden* o no volverse cancerosas. En un caso tal, el ginecólogo debe supervisar de cerca la situación, tal vez alertando a la paciente para que se realice pruebas de papanicolao más frecuentes. También un frotis para ese análisis puede indicar la presencia de células cancerosas, en cuyo caso deberán hacerse estudios de estadificación o una biopsia.

Numerosas personas consultan a su médico cuando ya tienen síntomas; desde luego, algunos síntomas quizá muestren la posibilidad de cáncer: una protuberancia en los senos, por ejemplo o la variación en el color o tamaño de un lunar o severos dolores de cabeza en alguien que no tiene antecedentes de padecer migrañas. Cuando un doctor determina que los síntomas de una persona indican la presencia de cáncer, o si durante una revisión alguna anomalía salta a la vista, casi siempre el diagnóstico se establece mediante la toma de una biopsia (remoción de una pequeña porción de tejido). Si dicho tejido contiene células cancerosas, el siguiente paso será determinar la "etapa" del cáncer, utilizando uno de los estudios de estadificación descritos a continuación.

Tres puntos muy importantes: aún no han sido desarrollados buenos procedimientos para detectar todos los tipos de cáncer, incluso si una buena revisión es realizada, porque algunos tipos de cáncer no pueden ser detectados en una etapa temprana. Las anormalidades detectadas en ciertos estudios *no* necesariamente son evidencia de cáncer.

Sistemas de estadificación

Los sistemas de estadificación son utilizados para indicar la extensión del cáncer, el régimen del tratamiento adecuado y la prognosis (pronóstico médico). Los tratamientos recomendados por los oncólogos casi siempre dependen de los cambios clínicos observados, así como de los cambios patológicos estructurales o funcionales característicos de un tipo de cáncer específico. Hoy día, la información acerca del perfil de un tumor es utilizada como guía en el tratamiento por seguir (ve el Capítulo 2 y el Apéndice A). (También los antecedentes de un tumor desempeñan un papel principal al determinar un tratamiento; ese importante factor será explicado más adelante en este capítulo.) Las personas que están en una etapa más avanzada de la enfermedad casi siempre requieren un tratamiento más agresivo, pero si reciben el adecuado, el pronóstico será tan favorecedor como para quienes se hallan en una etapa menos avanzada.

En algunos sistemas de estadificación se utilizan números (1, 2, 3 o 4) como método para identificar la etapa del cáncer. En otros se prefiere usar los números romanos (I, II, III o IV), y aun en otros más, las letras son utilizadas (A, B, C o D). También puede darse una combinación de etapas, como A1 o A2. En todos los sistemas empleados para determinar la etapa del cáncer, cuanto mayor sea el número o letra, más partes del cuerpo estarán involucradas en la enfermedad. Por ejemplo, la etapa I de cáncer de mama se refiere a un pequeño tumor (aproximadamente de 1 pulgada o menos de diámetro) sin ganglios linfáticos. La etapa II significa que el tumor presenta un diámetro de entre 2 y 5 centímetros (cerca de 1 o 2 pulgadas) y que está localizado en el seno o que presenta ganglios linfáticos o ambas situaciones. La etapa III de la enfermedad quiere decir que el tumor mide más de 5 centímetros (2 pulgadas o más) de diámetro y la etapa IV sería cuando el tumor involucra a varios órganos.

En los sistemas más complejos (aunque bastante útiles), las distintas partes del cáncer son evaluadas por separado. Entre tales sistemas, el más común es el TNM, en que la T se refiere al tamaño del tumor primario; la N indica si están involucrados ganglios linfáticos; y la M determina si el cáncer ha creado metástasis en otra parte del cuerpo. Por ejemplo, la etapa de un tumor en el seno con 2 y 5 centímetros de diámetro y que incluye un ganglio linfático, pero que no ha afectado otras partes del cuerpo, sería identificado como T2N1M0. Un cáncer de próstata en ambos lados de la glándula y que ha afectado el tejido circundante, pero sin ganglios linfáticos o con metástasis distantes, estaría en la etapa T3N0M0. (El tumor está en etapa T3 de la enfermedad porque ha dejado de estar confinada a la próstata.) Un cáncer de pulmón de 4 centímetros de diámetro, con ganglios linfáticos de la región y una metástasis distante en los huesos estaría en la etapa T2N2M1 (T2 debido a que su diámetro mide más de 2 centímetros, aunque no ha invadido otras estructuras en el pecho; N2 porque presenta ganglios linfáticos en el pecho más o menos cerca del tumor; y M1 porque ha creado metástasis en los huesos.) Fácilmente puede notarse cómo dicho sistema proporciona más información (y más específica) y, por tanto, es útil en la comunicación entre médicos, así como para determinar el tratamiento más adecuado.

Etapa clínica

La etapa clínica de un cáncer puede ser determinada por medio de un examen físico, análisis de sangre y estudios de imagenología. Esos pasos con frecuencia proveen información muy útil acerca de la etapa de un cáncer, es decir, de su extensión, el tratamiento que deberá seguirse y su pronóstico. En algunos casos sólo eso será necesario hacer; en otros, una biopsia del tejido además de una de la masa del tumor será lo indicado.

Examen físico

La mayoría de las personas sabe qué esperar durante un examen físico. Durante una revisión tal para determinar la etapa de la enfermedad, tu doctor quizá te revise, añadiendo procedimientos como una *broncoscopía* para revisar tus pulmones, o una *endoscopía* para examinar el interior de tu estómago o intestinos.

Análisis de sangre

Éstos son utilizados para determinar la etapa clínica y, en general, incluyen el conteo rutinario de la sangre, una química sanguínea y, en algunos casos, una evaluación de bioindicadores, que serán expuestos más adelante en este capítulo. Para obtener un conteo, se extrae una cantidad específica de sangre del paciente y se cuenta la cantidad de glóbulos rojos y blancos, además de las plaquetas. Si la cantidad de glóbulos rojos resulta muy baja, la persona está anémica. Si el conteo de glóbulos blancos resulta muy bajo, significa que la habilidad de la persona para combatir infecciones está en riesgo. Si el conteo de plaquetas resulta muy bajo, la sangre de esa persona no coagula bien. Con frecuencia, ese análisis se denomina *conteo completo de sangre* (CSC). Dado que el resultado de dicho examen es normal en la mayoría de los pacientes antes de iniciar un tratamiento, esa información sirve de *comparativo* (es decir, es posible monitorear el efecto de un tratamiento, realizando exámenes posteriores al primero y comparando los resultados). Una química sanguínea (a partir de la sangre extraída del paciente) mide la adecuada función del hígado, los riñones y otros órganos.

Otras pruebas sirven para detectar productos de las células que pueden indicar la presencia de cáncer. A tales productos se les conoce como *indicadores* o *bioindicadores*. Dichos bioindicadores están normalmente presentes en la sangre en pequeñas cantidades. Cuando la cantidad de alguno de tales bioindicadores es más elevada que lo normal, es posible que exista cáncer. Dado que sólo ciertos tipos de cáncer producen bioindicadores y como los niveles elevados no necesariamente indican la presencia de un tumor, los resultados deberán ser evaluados muy detenidamente por un doctor. (Nota: Durante el curso de un tratamiento se realizan pruebas para detectar bioindicadores con el fin de poder determinar si aún están presentes las células del tumor.)

Los siguientes son algunos indicadores comuncs de tumores encontrados en la sangre cuando existe la presencia de cáncer. Continuamente son descubiertos nuevos bioindicadores, incluidos los patrones de proteínas (proteómica; ve el Apéndice A).

- ACE (antígeno caricino-embrionario), que sugiere cáncer de pulmón, gastrointestinal y de mama
- CA 19-9, que sugiere cáncer gastrointestinal

- AFP (alfa-fetoproteína) y beta-GCH (gonadotropina coriónica humana), que sugieren un tumor de células germinales en testículos y ovarios.
- CA-125, que sugiere cáncer ovárico
- PSA (antígeno prostático específico), que sugiere cáncer de próstata.

Utilizar los bioindicadores de un tumor para buscar la presencia de cáncer resulta una controversia por dos razones: primero porque, ¿qué criterio debe determinar quiénes deben someterse a una revisión? y, segundo: ¿qué deberá hacerse con la información obtenida? Por ejemplo, si la información indica que una persona mayor tiene cáncer de poca importancia, ¿debe causársele ansiedad a quien, de otro modo, el cáncer nunca fue determinante en su vida? O, ¿lo forzará a seguir un tratamiento? Para que sea útil, un examen debe identificar con precisión quiénes necesitan tratamiento y, desde luego, cuándo no existe una buena razón para realizar el examen, a menos de que haya un tratamiento específico para esa enfermedad particular. La respuesta ante la duda de cuándo y cómo realizar exámenes de detección no siempre resulta sencilla, pero quizá en el futuro, conforme desarrollamos un mejor entendimiento de los resultados de dichos exámenes, seremos capaces de tomar decisiones más precisas acerca de quién debe ser examinado y cuándo; en qué momento iniciar tratamiento y cuándo retrasarlo hasta que exista el indicio de que es necesario.

Considera un ejemplo del conocido examen para los indicadores de un tumor: la prueba PSA para el cáncer de próstata. Como consecuencia del difundido uso del examen, los sistemas del cuidado de la salud atendieron a varios hombres que desconocían sufrir esa enfermedad. Veamos el ejemplo de Jim K., cuyo caso es descrito en el Capítulo 9. Una pequeña elevación en la cantidad de PSA en la sangre condujo a practicarle varias pruebas que indicaron que Jim, ciertamente, tenía un minúsculo cáncer en la glándula de la próstata. Los tumores como los de Jim no necesariamente causan problemas y, si lo hacen, pueden pasar más de 10 años para que eso suceda. Para determinar si Jim requería tratamiento para su tumor en la glándula de la próstata, su oncólogo debe calcular cómo se comportará ese tumor, además de estimar la expectativa de vida de Jim. Si éste tuviera 90 en vez de 68 años, tal vez no fuera necesario un tratamiento, ya que es probable que el crecimiento del tumor fuera lento y no causaría síntomas ni acortaría su vida. Numerosos de tales tumores "indoloros" sólo están en observación y son tratados únicamente si muestran signos de avanzar; a eso se le llama atenta espera o terapia diferida. Sin embargo, como Jim es relativamente joven, sano y activo, tanto él como su doctor determinaron que el resultado del tratamiento de su cáncer tendría un desenlace favorecedor.

Estudios de imagenología

Una serie de estudios de imagenología pueden utilizarse para determinar el sitio del cáncer. (Nota: Tales estudios también sirven para establecer la reacción del tumor ante un tratamiento, de manera que éstos son llevados a cabo durante y después del tratamiento, así como antes de iniciarlo.) Dichos estudios incluyen los rayos X, las tomografías computarizadas, la resonancia magnética, el ultrasonido, el escaneo nuclear, así como la tomografía por emisión de positrones (técnica no invasora de diagnóstico por imagen capaz de medir la actividad metabólica de los diferentes tejidos del cuerpo humano, especialmente del *sistema nervioso central*). A excepción de la exploración interna que puede ser utilizada en la ultrasonografía y algunos procedimientos en la resonancia magnética, nada es insertado al paciente (no son pruebas *invasoras*), aunque en ocasiones un material de contraste es inyectado en la vena del paciente poco antes de que sea realizado el estudio de imagenología. A veces dicho material de contraste puede ser administrado por vía oral.

Es así cómo los estudios de imagenología pueden ser utilizados para proporcionar información acerca de la etapa en que se encuentra un paciente con cáncer de mama. En el segundo caso de estudio en el Capítulo 9, una mamografía practicada a Jane, de 47 años de edad, mostró que tenía una protuberancia en el seno derecho. Tanto el escaneo de sus huesos como los rayos X eran normales, e indicaban que el cáncer no se había extendido más allá de su seno. Su tumor fue extirpado por medio de una cirugía y se encontró que éste medía aproximadamente 2.5 centímetros (cerca de 1 pulgada) de diámetro. Se le asignó una etapa clínica de IIA o T2N0M0, porque los estudios de estadificación en ese punto indicaban que no estaban involucrados ganglios linfáticos ni otras partes de su cuerpo. Los ganglios que guían el tumor fueron probados mediante una técnica llamada biopsia I del ganglio centinela, comúnmente utilizada para determinar la etapa de varios tipos diferentes de cáncer. Dicha biopsia incluye inyectar una pequeña cantidad de tinte o rastreador radioactivo cerca del tumor, observando a cuál nodo linfático se dirige y luego removiendo esos ganglios (ganglios centinela) para analizarlos más profundamente.

En un estudio de resonancia magnética, un magneto de gran tamaño y las ondas de radio utilizan las propiedades magnéticas de las moléculas para producir imágenes de los tejidos internos, mientras el paciente yace en un túnel, escuchando los ruidos de la máquina. En una ultrasonografía, las imágenes de los tejidos internos son producidas mediante el rebote de ondas sonoras desde las estructuras internas del cuerpo, parecido al sonar de una embarcación que detecta submarinos bajo la superficie del agua para identificarlos. Las imágenes se producen cuando una sonda ultrasonográfica es movida lentamente sobre la piel de la persona o insertada dentro del esófago, recto o vagina. En una tomografía computarizada, una imagen de una porción del cuerpo es reproducida mientras el paciente yace en el anillo por donde pasa el tubo de los rayos X.

Los pacientes que son sometidos a una tomografía por emisión de positrones (TEP) o el escaneo común de la medicina nuclear reciben una inyección con elementos radioactivos llamados isótopos para examinar diferentes tejidos por medio de una cámara especial. Distintos isótopos son utilizados, dependiendo del tipo de tejido escaneado: óseo, del hígado o pulmón, entre otros. El material radioactivo no plantea peligro para los pacientes o sus familiares, porque sólo dura de unas cuantas horas a un día; el material se deteriora al punto en que no deja rastros de radiación y la cantidad mínima de radioactividad que permanece es eliminada a través de la orina o las heces.

Estadificación patológica

En ocasiones, una cirugía u otros procedimientos serán utilizados para obtener tejido adicional involucrado en el tumor. Por ejemplo, un procedimiento quirúrgico puede utilizarse para quitar ganglios linfáticos o explorar los órganos abdominales; otros procedimientos ayudarán para obtener una muestra de médula ósea o fluido espinal. Dichos estudios deben ser practicados sólo si la información derivada mediante esos métodos es necesaria para determinar qué tipo de tratamiento será el mejor.

Dado que el cáncer de mama con frecuencia incluye los ganglios linfáticos, varias mujeres que lo sufren deben someterse a biopsias adicionales. Por ejemplo, después de que a Jane S. se le extirpó un tumor, el cirujano también tomó una muestra de los ganglios linfáticos de su axila derecha. Cuando el patólogo examinó el tejido linfático bajo la lente de un poderoso microscopio, encontró que uno de los ganglios era canceroso. Como resultado del análisis, la etapa del cáncer de Jane cambió de CSIIA (etapa clínica) a una etapa patológica (PS) IIB (T2N1M0), y el médico tuvo que adecuar su tratamiento de acuerdo con tales resultados.

Al determinar el tipo de tumor, los patólogos utilizan varias técnicas. Bajo la luz de un microscopio de electrones, examinan las células individuales de cáncer. Los patólogos también emplean técnicas específicas para detectar proteínas en o sobre la célula (llamados estudios *inmunohistoquímicos*, descritos con más detalle a continuación). Bajo ciertas circunstancias y para conseguir un diagnóstico más preciso, un cirujano puede repetir una biopsia con el fin de obtener tejidos adicionales para ser analizados mediante esos estudios patológicos y moleculares.

Sistemas para calificar tumores

Los patólogos asignan una calificación a un tumor de acuerdo con la apariencia maligna que observan con el microscopio. Tal calificación puede ser un factor importante al considerar el pronóstico médico de una persona y también para determinar el tratamiento más adecuado. La calificación puede ser expresada mediante numerales o letras. (Una serie de términos consiste en: bien diferenciado, moderadamente diferenciado o poco diferenciados o indiferenciado. El órgano de origen en los tumores bien diferenciados es fácilmente identificado, ya que las células del tumor se parecen a las células normales, mientras que identificar al órgano de origen en células moderadamente diferenciadas puede ser difícil. Cuando los tumores son calificados con números (del 1 al 4), un tumor de grado 1 contiene mejores antecedentes (ve el texto que sigue) que uno de grado 4. En el ejemplo de Betty (más abajo), ella presentaba un tumor bien diferenciado.

Un tumor con una tendencia por invadir los pequeños vasos sanguíneos o los linfáticos o el tejido circundante es más agresivo y probablemente requiera un tratamiento distinto. El patólogo buscaría por una invasión a los vasos linfáticos (VL) o una invasión (vasos sanguíneos) capilar (invasión vascular). Ciertas investigaciones sugieren que los tumores que producen muchos vasos sanguíneos nuevos (llamada densidad de la microvasculatura) tienen mayor tendencia a crear metástasis. Por tanto, el patólogo también puede considerar tal densidad como parte del estudio. Antes de hacer cortes al tejido (muestra o espécimen quirúrgico) extirpada por el cirujano, quizá el patólogo ponga tinta sobre todos los bordes. Al observar bajo la lente, el patólogo puede determinar si las células del tumor han alcanzado los bordes de la muestra. Ése sería un borde o margen positivo. Existen nuevos enfoques experimentales en que se utilizan técnicas de la biología molecular para verificar si hay células que no fueron extraídas y que no pudieron ser vistas por el cirujano ni bajo la lente del microscopio del patólogo. El cirujano proporcionará una pequeña muestra de tejido normal que rodea el tumor al patólogo; después se realizarán pruebas especiales de laboratorio para ver si pueden detectarse las células tan reducidas en cantidad, que no resulta fácil verlas con el microscopio.

Durante un examen rutinario anual, a Betty se le descubrió una protuberancia de media pulgada en su tiroides. Ella se sometió a un procedimiento conocido como aspiración por aguja fina para quitar un poco de tejido que sería examinado bajo el microscopio. Las células que había en el tejido parecían casi idénticas al tejido normal de las células en la tiroides, aunque su núcleo era un tanto más grande. Un cirujano quitó parte de la glándula tiroides y, ciertamente, encontró un pequeño cáncer que se parecía bastante al tejido sano de la tiroides. Betty siguió un tratamiento adicional con yodo radioactivo y luego se le administraron píldoras de hormonas de tiroides para suplir la hormona que su propia tiroides ya no podría ser capaz de producir. Y Betty fue curada de su cáncer en la tiroides.

El cáncer de próstata es calificado mediante el sistema Gleason, que va del grado 2 al 10. De acuerdo con dicho sistema, la calificación Gleason del cáncer de Jim K. era de grado 6. En general, los hombres cuyos tumores son calificados con los grados más bajos (2 a 6) están bien; mientras que un cáncer de próstata de grado 8 a 10 tiene una elevada probabilidad de haber creado metástasis más allá de la glándula de la próstata. Los hombres con un grado 7 se encuentran a la mitad de los grados anteriores.

Manera en que los patólogos examinan un tejido

Estudios histológicos

En el momento de la toma de una biopsia inicial, el patólogo puede proporcionar información preliminar al cirujano al congelar una muestra del tejido, tomar un corte fino de la misma, teñirlo y examinar sus características estructurales (histológicas) bajo el microscopio. Como resultado de tal información preliminar, el cirujano sabrá si debe extirpar el resto del tumor y cuánto tejido en los márgenes del tumor debe ser removido.

Para obtener un diagnóstico más preciso, el tejido removido durante la biopsia es inmerso en un bloque de parafina, rebanado en secciones, teñido y examinado bajo el microscopio. Casi siempre el proceso toma varios días, y los estudios inmunológicos y moleculares específicos pueden tardar una semana o más.

Estudios inmunológicos. Como lo describí en el Capítulo 2, todas las células contienen una variedad de proteínas en su superficie. Algunas de esas proteínas son conocidas como de linaje específico porque todas las células del mismo tipo contienen proteínas similares. Por ejemplo, ciertas proteínas en la superficie de las células linfáticas difieren de aquellas en la superficie de las células de la membrana o envoltura del estómago. Utilizando sustancias llamadas *anticuerpos monoclonales* que son marcados con una sustancia fluorescente, los patólogos pueden estudiar una sección del tejido bajo el microscopio y, al identificar las proteínas en la superficie de la célula, determinar el tipo de célula involucrada. Ese procedimiento, llamado *inmunohistoquímica*, resulta particularmente útil cuando las células son *moderadamente diferenciadas* o cuando un tipo específico de cáncer debe ser identificado, como con los linfomas.

Estudios moleculares. Para diagnosticar algunos tipos de cáncer, puede ser necesario que el patólogo identifique anormalidades en los genes, utilizando técnicas de biología molecular. Los cromosomas en una célula cancerosa también pueden ser aislados y estudiados en el laboratorio. Ciertos tipos de cáncer contienen anormalidades cromosómicas particulares. (Dichos procedimientos complejos están descritos en el Apéndice A.)

Punciones lumbares

Una punción lumbar es realizada para determinar la etapa en que se encuentran ciertas leucemias y linfomas. Para tal procedimiento, después de que recibe un anestésico local, al paciente se le inserta una aguja en la región lumbar en la parte baja de la espalda para tomar una muestra de fluido espinal. Dicho procedimiento es relativamente seguro porque la espina dorsal termina por encima de la cavidad lumbar epidural (de modo que hay poco o ningún peligro de herir la columna). Dado que el fluido espinal circula libremente entre el cerebro, la espina dorsal y la cavidad lumbar, las punciones lumbares también pueden ser utilizadas para inyectar fármacos al sistema nervioso central para prevenir la enfermedad o administrar quimioterapia al cerebro.

Historia natural de un tumor

Además de la información reunida a partir de los estudios de estadificación, al decidir cuál tratamiento recomendar, el oncólogo toma en cuenta el comportamiento que usualmente sigue un tipo específico de cáncer. Dicho comportamiento, conocido como *historia natural* de un tumor, es un factor determinante al seleccionar el régimen en un tratamiento particular para un cáncer específico. Algunos tipos de cáncer son sumamente agresivos: invaden el tejido circundante y se propagan rápido por todo el cuerpo. Otros permanecen sin cambio durante años sin recibir tratamiento (el cáncer "indoloro" incluye el temprano de próstata, leucemias crónicas y los linfomas de bajo grado). Al considerar la historia natural o los antecedentes de un tumor para elegir un tratamiento, el oncólogo intenta determinar, tan certeramente como le sea posible, las respuestas a las interrogantes siguientes:

- ¿Cómo se comportará el cáncer si no es tratado?
- ¿Cuánto tiempo transcurrirá antes de que el paciente muestre síntomas?
- ¿Puede el cáncer propagarse? Y, de ser así, ¿hacia qué órganos?
- ¿Podrá la enfermedad ser combatida con un tratamiento local?
- ¿Necesitará el paciente cirugías adicionales?
- ¿Morirán las células cancerosas con la terapia de radiación o la quimioterapia? ¿O serán resistentes a dichos tratamientos?

- ¿Será más adecuada una combinación de tratamientos?
- ¿Debe recomendarse un tratamiento en etapa experimental?

Pese a lo que conocemos de la historia natural de un tipo específico de cáncer, quizá no sea posible dar respuesta precisa a varias de las preguntas relativas a un individuo particular, y aquello que sabemos de los antecedentes de un cáncer quizá no sea aplicable a determinado individuo. Sin embargo, la historia natural de un cáncer es una parte muy importante del "escenario completo" cuando los oncólogos eligen un tratamiento.

Prognosis

Tu prognosis (el pronóstico acerca de cómo es posible que respondas a un tratamiento) está determinada por el tipo de cáncer que padeces, así como por varios factores más. Ten en cuenta que una prognosis es sólo un cálculo de la reacción que tendrá una persona ante un tratamiento (ve el Capítulo 5). Tales cálculos a veces son llamados "expectativas realistas", basadas en estadísticas derivadas de cómo les fue a gran número de personas con una enfermedad determinada a corto y largo plazos después de recibir un tratamiento particular.

Los factores utilizados para determinar la prognosis de una persona pueden incluir el tamaño y etapa del tumor, ciertos rasgos del tumor observados con el microscopio, anormalidades reveladas en los análisis de sangre, así como las características biológicas del tumor. Las personas cuyos tumores presentan factores adversos para la prognosis tal vez reciban tratamientos más agresivos para mejorar los resultados. La salud general de una persona casi nunca determina cómo se comportará el cáncer, pero puede ser un tema importante al seleccionar el tratamiento (ve el Capítulo 4).

Muchas personas con cáncer consideran que el periodo de estadificación para definir la etapa es el más difícil, porque requiere numerosas visitas al doctor o al hospital para realizar más exámenes, y durante todo ese tiempo no hay seguridad acerca de la prognosis o el tratamiento. Es complicado ser un paciente, pero puede ser un error apresurar las cosas o tomar una decisión basada en información poco optimista. Es importante completar los estudios de estadificación necesarios antes de comenzar un tratamiento, ya que los datos conseguidos ayudan para aumentar "los puntos a favor". En el capítulo siguiente veremos cómo las decisiones acera del tratamiento se toman con base en la información reunida durante el periodo de estadificación. Con la definición adecuada de las etapas, podrás comenzar el tratamiento con confianza.

Capítulo 4

Tomando decisiones acerca del tratamiento: cómo medir el éxito

Los siguientes son ejemplos de lo que un doctor podría decir a un paciente sobre las posibilidades de éxito de un tratamiento particular:

- Esta terapia, señor Johnson, es su única esperanza.
- Señora Olson, si yo estuviera en su situación, elegiría este tratamiento.
- Su tumor tiene 60 por ciento de probabilidades de responder a este tratamiento, señor Jones.
- Señor Smith, su tratamiento tiene 80 por ciento de probabilidades de tener un resultado exitoso.

Podemos analizar de inmediato los dos primeros ejemplos. ¿Qué tiene de malo la declaración del doctor al señor Johnson? Aunque es emocionalmente persuasivo, sus palabras no son útiles porque no le dice al señor Johnson en qué se basa para medir el éxito del tratamiento, los efectos secundarios o cuán tóxico puede resultar. El señor Johnson no tiene información en que basar su decisión sobre el mejor tratamiento.

¿Qué tiene de malo la declaración del doctor a la señora Olson? No es totalmente justa porque su doctor no se encuentra en los "zapatos" de ella. En otras palabras, el doctor y la señora Olson tienen distintos puntos de vista y quizá él no tomó eso en cuenta.

Los escasos estudios sobre el tipo de tratamiento que elegirían los doctores para sí mismos, en general, indican que se decidirían por el que están más familiarizados; es decir, el tratamiento que es su especialidad: el cirujano elegiría la cirugía, el oncólogo especialista en radiación se decidiría por la terapia de radiación y el médico oncólogo optaría por la quimioterapia. Es interesante notar que la elección del tratamiento no sólo depende de la especialidad del doctor sino de la ubicación geográfica. Un doctor que practica en Europa podría decidirse por un tratamiento diferente al de un doctor en Estados Unidos;

incluso, los doctores del este de Estados Unidos y los de los estados del oeste medio tienen una perspectiva diferente.

No quiero decir que no debes poner atención en la opinión de tu doctor. Más bien quiero hacer énfasis en que no hay sólo una respuesta correcta y que la misma información puede ser interpretada de distintas maneras. Además, hay más de un tratamiento adecuado para la mayoría de los tipos de cáncer. Por tal motivo es tan importante obtener una segunda opinión, así como tener una relación de trabajo estrecha con tu doctor principal. Para poder tomar una decisión inteligente sobre tu tratamiento, debes tener información completa acerca de los beneficios de diversos tratamientos. El presente capítulo describe la información que necesitarás para tomar una decisión bien documentada.

Para determinar si un tratamiento ha tenido éxito, se usan los términos siguientes:

1. La *respuesta* del tumor al tratamiento.
2. El *índice* de la respuesta.
3. La *duración* de la respuesta.
4. La probabilidad de *supervivencia* del paciente.
5. Si los síntomas del paciente se reducen y si mejora su *calidad de vida*.

Debes tomar en cuenta que la información en este capítulo no es aplicable a un tipo específico de cáncer o a un paciente particular. La intención es ayudarte a interpretar la información dada por tu doctor respecto a tu enfermedad específica y ayudar a que te sientas seguro(a) de tener toda la información necesaria para decidirte por un tratamiento.

Respuesta del tumor, índice de la respuesta y duración

Respuesta del tumor

Después de completar el diagnóstico y las pruebas de estadificación descritas en el Capítulo 3, es posible dar comienzo al tratamiento. A la mitad y al final del tratamiento, el doctor mide la respuesta del tumor repitiendo algunas de las pruebas anteriores. Cuando recibe los resultados de dichas pruebas, tendrá la información necesaria para hablar de la efectividad que ha tenido el tratamiento. Tal vez utilice uno de los términos siguientes: respuesta completa, respuesta parcial, respuesta menor, enfermedad estable o enfermedad progresiva.

Respuesta completa. Esa respuesta, conocida también como *remisión completa*, significa que el tumor ha desaparecido por completo. Si ése es el caso, quizá el doctor diga: "No hay evidencia de enfermedad". Sin embargo, no quiere decir que la enfermedad no regrese, sino que en ese momento no es detectada.

Respuesta parcial. Esa respuesta, a veces llamada *remisión parcial*, significa que el tumor se redujo a menos de la mitad del tamaño original. La manera de medir "la mitad" puede variar de protocolo a protocolo según el tratamiento. Algunos protocolos determinan el tamaño del tumor de acuerdo con el área que abarca (multiplicando el largo por el ancho). Otros definen el tamaño de un tumor por su volumen (multiplicando el largo por el ancho y por el grosor).

En Estados Unidos existe un organismo dedicado a desarrollar criterios para evaluar las respuestas de los tumores. Dichos criterios son establecidos por grupos de expertos y modificados periódicamente, conforme disponen de información y tecnología nuevas. Sin importar qué medida sea utilizada, una respuesta parcial significa que el tumor se ha encogido pero que aún está presente. A veces, el aumento en la frecuencia del tratamiento hace que una respuesta parcial se vuelva completa.

Respuesta menor. Ese término, en ocasiones llamado *remisión menor*, significa que, aunque el tumor se ha reducido aún es más grande de la mitad del tamaño original.

Enfermedad estable. Cuando se utiliza este término, quiere decir que el tumor no redujo su tamaño pero tampoco creció.

Enfermedad progresiva. Ese término significa que el tumor ha crecido al menos 25 por ciento más del tamaño que tenía antes del tratamiento. Si un paciente tiene más de un tumor, la respuesta general es determinada por el tumor con la peor respuesta. Por ejemplo, si un paciente tiene tres tumores y después del tratamiento desaparece uno, otro se reduce a menos de la mitad de su tamaño original y el tercero crece al menos 25 por ciento después del tratamiento, la enfermedad aún es definida progresiva, aunque dos de los tumores hayan respondido al tratamiento.

Índice de respuesta

Índice de la respuesta se refiere a la probabilidad de que un tumor se encoja o desaparezca después de un tratamiento determinado. Las categorías de respuestas descritas en la sección anterior se emplean para definir la respuesta individual del tumor en un paciente. Sin embargo, la mayoría de los estudios determinan la respuesta de grupos grandes de pacientes a un tratamiento específico; por tanto, los doctores se refieren al "índice" de una respuesta particular en un grupo de pacientes.

Por ejemplo, digamos que en un grupo de 100 pacientes, 30 por ciento presenta respuestas completas (o de remisión completa). En otras palabras, los tumores de 30 pacientes desaparecieron como resultado del tratamiento. Los 70 restantes tuvieron una respuesta parcial o menor (enfermedad estable o progresiva). En otro grupo de 100 pacientes, los tumores de 25 de ellos desaparecieron por completo y los de 35 pacientes se redujeron a menos de la mitad de su tamaño original. En este grupo de pacientes la respuesta general al tratamiento es de 60 por ciento (25 por ciento de respuestas completas y 35 por ciento de respuestas parciales). Los 40 pacientes restantes tuvieron una respuesta menor (enfermedad estable o progresiva).

Cuando hables con tu doctor de las opciones de tratamiento, quizá él o ella utilice los mismos términos que el doctor de la señora Jones para describir cuál será tu reacción a un tratamiento particular: "Usted tiene 60 por ciento de probabilidades de responder a este tratamiento". En ese caso, es probable que el doctor te esté diciendo que la probabilidad de que tu tumor desaparezca o se reduzca a la mitad es de 60 por ciento. Estas dos clases de respuestas clínicas son importantes para la mayoría de los tratamientos porque los pacientes con respuestas completas o parciales a un tratamiento tendrán mejores resultados a largo plazo.

Los pacientes cuyas reacciones no lograron una remisión completa o parcial también pueden considerar que tuvieron éxito. Quizá algunos tumores grandes encojan un poco y permanezcan estables de manera indefinida porque la parte del tumor que desapareció fue reemplazada por tejido masivo de cicatrización debido al proceso curativo. Esto puede suceder en la enfermedad de Hodgkin, cuando un tejido disminuye un poco y permanece así durante años porque ya es tejido cicatrizado; con el tiempo puede disminuir aún más. En otras palabras, en aras de todo propósito práctico, hubo "curación" porque no hay células cancerosas presentes. Sin embargo, es más común que los pacientes que no tienen una respuesta completa requieran más tratamiento.

Ahora examinemos la declaración del doctor del señor Smith: "La probabilidad de que su tratamiento sea exitoso es de 80 por ciento." El doctor no le ha informado cuál método está utilizando para *medir* el éxito. Podría significar que hay 80 por ciento de probabilidades de que el cirujano pueda retirar todo el tumor del señor Smith. También podría querer decir que el índice de la respuesta del tipo de tumor del señor Smith a la quimioterapia es de 80 por ciento. Para comprender lo que el doctor quiere decir, el señor Smith debe pedir al doctor una explicación completa de la medida que está aplicando.

Duración de la respuesta

Además de conocer las probabilidades de tener una respuesta completa a un tratamiento específico, necesitas saber cuánto tiempo durará la remisión. Algunas remisiones son permanentes, lo cual significa que la enfermedad ha sido erradicada, mientras que otras pueden durar sólo unos meses. La importancia de las remisiones completas es que, por lo general, son las únicas que duran bastante tiempo o son permanentes. Pese a que las remisiones parciales y la enfermedad estable usualmente no son permanentes, también pueden ser importantes porque agregan tiempo y comodidad a la vida del paciente.

Supervivencia

Supervivencia se refiere a cuánto tiempo es posible que viva un paciente y las probabilidades de que la enfermedad regrese (reincida) en algún momento. La supervivencia se define de dos maneras importantes: *supervivencia global* y *supervivencia libre de enfermedad*. Ambos tipos de supervivencia están basados en curvas matemáticas creadas por expertos en estadísticas de acuerdo con los cálculos de los resultados. A medida que aumenta el seguimiento de un paciente, aumenta la precisión de lo estimado. La duración promedio del seguimiento se llama *seguimiento de la media*. Los estimados que están lejos de la media no son muy precisos. Por ejemplo, si hay un seguimiento de cuatro años, el estimado de supervivencia a los siete años no sería exacto y podría variar a medida que aumenta la duración del seguimiento. Hay ejemplos de curvas de supervivencia global y libre de enfermedad en la ilustración 4. Dichas curvas muestran los resultados de distintos tratamientos para el mismo tipo de cáncer, facilitando la comparación de los tratamientos.

Debajo de la ilustración 4 (el eje X, "años desde el inicio del tratamiento") el número de años comienza en 0 y termina en 10; 0 representa el inicio del tratamiento. Todas las curvas de supervivencia empiezan en 0, cuando el paciente comienza el tratamiento; no es una fecha del calendario. Del lado izquierdo de la gráfica (el eje Y o porcentaje, %) los porcentajes empiezan en 0 y terminan en 100. La manera más fácil de presentar la explicación es suponiendo que 100 pacientes han empezado el tratamiento.

Supervivencia global

La curva de supervivencia global de la ilustración 4 indica el porcentaje en distintos puntos de pacientes que probablemente vivirán. Debido

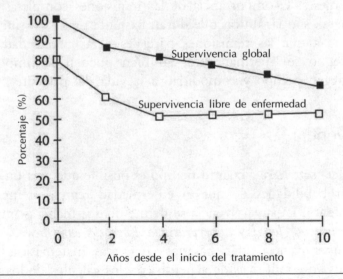

Ilustración 4. Curvas que ilustran la supervivencia global y la libre de enfermedad.

Las curvas se calculan a partir de grandes grupos de personas con la misma enfermedad. Se utilizan para comparar distintos tratamientos y pueden ser útiles para estimar el resultado en un individuo.

a que todos los pacientes estaban vivos al inicio del tratamiento (tiempo 0), la curva empieza en 100 por ciento. Cuatro años después del año 0, 80 por ciento de los pacientes (80 de 100) es probable que estén vivos. La curva también indica que 10 años después de iniciado el tratamiento, aproximadamente dos tercios (65 por ciento) de los 100 pacientes se contarán entre los supervivientes. Ya que nadie vive para siempre, resulta obvio que los porcentajes de supervivencia global continuarán descendiendo con el paso del tiempo.

Una curva de supervivencia general *no* indica si una remisión es permanente o si la enfermedad ha vuelto a aparecer. Además, hay que tomar en cuenta que cuando los expertos en estadísticas calculan las curvas de supervivencia global incluyen las muertes por causas diferentes (por ejemplo, por ataque al corazón y accidentes, así como por cáncer). Las muertes no relacionadas con el cáncer con frecuencia son llamadas *muertes interrecurrentes*.

Supervivencia libre de enfermedad

La supervivencia libre de enfermedad (de la progresión del tumor) es una medida que indica cuántos pacientes están vivos y que no hay evidencia de cáncer en algún punto después del tratamiento. Casi siempre, la supervivencia libre de enfermedad es la mejor manera de medir el éxito de un tratamiento y con frecuencia es la curva más útil.

La curva inferior indica los porcentajes de pacientes en quienes no hubo evidencia de enfermedad en distintos puntos desde el tiempo 0. Debido a que sólo 80 por ciento de los 100 pacientes estaban en remisión completa al finalizar su tratamiento, dicha curva comienza en 80 por ciento en vez de 100 por ciento; el cáncer no desapareció en los otros 20 pacientes. La curva indica que a los 2 años, 60 por ciento de los pacientes se mantienen libres de cáncer y no vuelven a presentar la enfermedad. El otro 40 por ciento no inició con remisión completa (el primer 20 por ciento que no aparece en la gráfica) o, si tenían remisión completa, la enfermedad volvió a presentarse.

La curva cae a 50 por ciento a los cuatro años. Esa misma curva se vuelve plana después de 4 años porque la enfermedad no ha reincidido en los pacientes restantes y la remisión es permanente. Este aplanamiento puede llamarse *meseta*. Con base en las curvas de supervivencia libre de enfermedad, podríamos decir que 50 por ciento de los pacientes se curaron mediante su tratamiento inicial. Sin embargo, en realidad el número de pacientes que están en buenas condiciones podría ser aún más alto porque algunos de ellos que volvieron a presentar la enfermedad pueden entrar en remisión con tratamiento adicional.

Examinemos de nuevo la declaración del doctor al señor Smith: "Las probabilidades de que su tratamiento sea exitoso es de 80 por ciento". Podría referirse a un punto en cualquiera de las curvas. Si se refiere a la curva de supervivencia global o a la curva de supervivencia libre de enfermedad, el doctor debe indicar al señor Smith a cuál curva y a qué punto en el tiempo está haciendo referencia. Por ejemplo, "Señor Smith, sus probabilidades de sobrevivir libre de enfermedad a los cuatro años de tratamiento es de 50 por ciento" sería una información útil. Si el señor Smith no está seguro de la medida que emplea su doctor para medir el éxito, debe pedir mayor información.

Otra información proporcionada por las dos curvas

Diferentes tipos de cáncer tienen distintos porcentajes de reincidencia. En el caso de algunos tumores de crecimiento rápido como los linfomas agresivos, la curva de supervivencia libre de enfermedad alcanzará una meseta después de sólo unos cuantos años; en tanto que los tumores de crecimiento lento como los linfomas de grado menor, el cáncer de próstata o de mama, el porcentaje de reincidencia puede ser constante durante varios años. En ambos tipos de tumores, la supervivencia puede ser excelente, pero debido a que la curva incluye todas las causas de mortalidad, caerá continuamente con el tiempo. Sin embargo, por lo general, la mayoría de los pacientes que recaen lo harán los primeros años después de que termina el tratamiento. Por consecuencia, es probable que el doctor te indique los porcentajes a los cinco años después del tratamiento. Para poder comprender los porcentajes, es importante conocer tanto el tipo de supervivencia como el tiempo transcurrido.

Cuando te encuentras en el proceso de elegir tu tratamiento, quizá tu doctor te dé los porcentajes de supervivencia global y libre de enfermedad de dos tipos diferentes de tratamientos, como la cirugía y la terapia de radiación. Debe proporcionarte los porcentajes de supervivencia global y libre de enfermedad en cada tratamiento así como los efectos secundarios de cada uno.

Un punto de suma importancia por considerar es que una diferencia de pocos puntos porcentuales entre dos tratamientos o bien una diferencia de 10 por ciento o más no necesariamente quiere decir que un tratamiento sea mejor que otro. Esto es así en especial si las curvas de cada tratamiento fueron construidas a partir de los resultados obtenidos de dos estudios diferentes o de dos periodos de tiempo muy diferentes.

Los porcentajes en esas curvas no son exactos. Si se estudia el mismo tratamiento en dos centros de tratamiento distintos, los porcentajes pueden variar ligeramente. Algunas curvas representan un *promedio* de los resultados obtenidos en un *número* de estudios. Es posible que un porcentaje promedio represente una escala: por ejemplo, si el índice del promedio de respuestas es 50 por ciento, los porcentajes reales obtenidos por diferentes estudios pueden variar de 40 a 60 por ciento. (En estadísticas, un número promedio o porcentaje promedio se llama *media* y la escala se denomina *desviación estándar*.)

Otro factor que puede afectar los porcentajes es la salud de los pacientes que participaron en los diferentes estudios. Por ejemplo, si los pacientes que reciben la cirugía son más jóvenes y sanos, y los pacientes que reciben la terapia de radiación son mayores y están más enfermos, la cirugía puede parecer más exitosa que la radiación aunque en realidad ambos tratamientos sean igualmente exitosos. Supongamos que estamos comparando el resultado del tratamiento para cáncer de vejiga mediante radiación con el resultado por medio de cirugía. Cuando el doctor considera cuáles pacientes deben pasar por un procedimiento de cirugía mayor, usualmente lo recomienda a los pacientes más sanos; la terapia de radiación se recomienda a pacientes más enfermos. Tiene sentido porque los pacientes cuya salud es mala podrían no responder bien bajo el estrés de la anestesia y la cirugía. Existen escalas de estatus de desempeño que describen el nivel de actividad de un paciente. Dos de las más comunes son la escala ECOG (*Eastern Cooperative Oncologic Group*) y la Karnofsky; ambas se hallan en el Apéndice C.

Sólo se pueden llevar a cabo comparaciones significativas entre dos tratamientos si el doctor y el paciente toman en cuenta que los doctores que condujeron los estudios mostraron cierta predisposición al decidir cuáles pacientes recibirían determinado tratamiento. En consecuencia, las pruebas clínicas son importantes si en ellas se considera la salud general de los pacientes que participan y por consiguiente proveen una medida más precisa del éxito, así como de los efectos secundarios de los distintos tratamientos.

Otros métodos para evaluar el éxito del tratamiento

Calidad de vida

Una meta importante de un tratamiento para cáncer es lograr la mejor calidad de vida posible para el paciente, incluso para el paciente que no tiene cura. Los sistemas de evaluación de toxicidad son utilizados para valorar la toxicidad aguda y de largo plazo del tratamiento, explicada en el capítulo siguiente.

Los investigadores en oncología psicosocial –un campo relativamente nuevo, dedicado a las ramas social y psicológica del cáncer y sus tratamientos– han diseñado cuestionarios para medir cómo se siente el paciente, cuánto tiempo pasa en actividades normales y cómo interactúa con otras personas, incluidos los familiares. La evaluación de la calidad de vida es parte importante de la investigación clínica porque ayuda a determinar el beneficio real derivado del tratamiento. Si dos tratamientos resultan aproximadamente iguales en cuanto a su habilidad para curar el cáncer pero uno de ellos deja al paciente con menor probabilidad de llevar una vida normal, entonces la elección del tratamiento dependerá tanto de su potencial de ser exitoso como de la manera en que afecta las funciones del paciente por el resto de su vida. El Apéndice B contiene información más detallada acerca del concepto años de vida ajustados por la calidad, un intento por agregar calidad a la cantidad de años que vivirá el paciente.

Análisis de riesgo competente

El análisis de riesgo competente se usa para determinar cuál tratamiento es más apropiado para un paciente particular. Antes de evaluar las opciones de tratamiento para un paciente determinado, el doctor debe considerar las preguntas siguientes:

- ¿Cuándo progresará el cáncer en el paciente y qué problemas pudieran ocurrir?
- ¿Se desarrollarán complicaciones como resultado del tratamiento?
- ¿Tendrá problemas graves causados por otras situaciones médicas no relacionadas con el cáncer (por ejemplo, enfermedad grave del corazón)?

Para tomar la mejor decisión, el doctor confía en la información siguiente:

1. Extensión de vida promedio de la persona en la población.
2. Riesgo de que regrese el cáncer en un paciente en algún punto después del tratamiento y el patrón de dicha progresión (partes del cuerpo donde es probable que se extienda, síntomas que ocasionaría, tiempo de progresión sin tratamiento y el índice de éxito del tratamiento cuando el cáncer reincide o avanza).
3. Disponibilidad de tratamiento efectivo de segunda línea o de salvamento en caso de que el cáncer reincida después del tratamiento inicial.
4. Riesgo de que el paciente desarrolle complicaciones agudas durante la terapia y complicaciones como resultado del tratamiento.
5. Cualquier enfermedad no relacionada con el cáncer que pudiera tener el paciente (para obtener información acerca de un paciente específico con enfermedad del corazón, por ejemplo, el doctor consultaría al especialista que lo atiende).

En otras palabras, dos pacientes con el mismo diagnóstico y la misma etapa de la enfermedad podrían recibir tratamientos diferentes con base en la evaluación de los riesgos combinados.

Meta análisis

Una herramienta de la estadística llamada *meta análisis* se emplea para combinar de manera matemática los resultados de un grupo de estudios sobre el tratamiento de una enfermedad particular, para ver si hay una mejora en los pacientes que se someten a un tratamiento específico. A fin de que los estudios tengan relevancia estadística, debe haber suficientes pacientes para poder detectar una diferencia entre un tratamiento y otro. Si un tratamiento es bastante mejor, un pequeño estudio bastará; sin embargo, en la mayoría de las pruebas clínicas la diferencia es modesta, quizá una mejoría de 5 a 10 por ciento. Identificar una diferencia estadística significativa entre tratamientos podría requerir el estudio de cientos o quizá miles de pacientes.

Mediante el meta análisis quien realiza las estadísticas puede combinar los resultados de un grupo de estudios (aunque cada uno de ellos sea demasiado pequeño para probar una diferencia, el compuesto puede hacerlo). Mostrar una diferencia significante es importante porque un tratamiento podría parecer mejor que otro por pura casualidad. En esencia, los números son seguros cuando se combinan los estudios. Un ejemplo del beneficio del meta análisis puede observarse en el uso de la terapia adyuvante para mujeres con cáncer mamario. Varios estudios mostraron una pequeña mejoría, pero requirió un meta análisis de miles de pacientes para demostrar que esa pequeña diferencia era en verdad "real". Ese resultado positivo ayudó tanto a pacientes como a médicos a decidir sus acciones, además de informar a quienes financian el cuidado de la salud que el dinero destinado a dicho tratamiento adyuvante está justificado por un beneficio potencial real. Existen inconvenientes potenciales en el meta análisis, en cuanto a que la composición de las pruebas individuales pueden no ser comparables, por lo que el resultado global no sería verdaderamente significativo. Por tanto, pese a que dichos estudios son útiles, deben ser interpretados con cuidado.

Otros tipos de curvas de supervivencia

Aunque las curvas incluidas en la ilustración 4 se emplean con frecuencia, hay otros tipos de curvas de supervivencia como las que están descritas a continuación y que también pueden ser utilizadas para determinar el éxito del tratamiento.

Supervivencia de causa específica. Esta medida, también llamada *supervivencia determinante*, sirve para determinar cuántas personas han muerto de cáncer o de su tratamiento. Es una curva similar a la de supervivencia global, excepto que sólo cuenta las muertes relacionadas con el cáncer; no cuenta las muertes por otras causas. Esta medida no siempre es precisa porque no siempre es posible determinar si un paciente murió por cáncer, por su tratamiento o por causas distintas.

Las curvas de supervivencia de causa específica lucen mejor que las curvas de supervivencia global. La razón es: supongamos que a un grupo de pacientes de edad avanzada le han dado tratamiento para un tipo de cáncer. Cinco años después de iniciado el tratamiento (tiempo 0), sólo 60 por ciento de los pacientes vive; es decir, 60 de 100 siguen vivos y 40 murieron. Sin embargo, de entre los 40 pacientes que murieron, 15 murieron por ataques cardíacos y sólo 25 de los decesos se debieron al cáncer o a su tratamiento. Esto significa que 5 años después del tiempo 0, la supervivencia de causa específica es de 75 por ciento, en tanto que la supervivencia global sería de 60 por ciento. Una curva de supervivencia de causa específica producirá un porcentaje mayor que la curva de supervivencia global.

Supervivencia libre de recaídas. Las curvas de la supervivencia libre de recaídas se emplean, por lo general, para describir la frecuencia de reincidencia entre pacientes que han alcanzado la remisión completa. Debido a que esas curvas sólo incluyen a pacientes que alcanzaron originalmente una remisión completa, los resultados se verán mejor que los de las curvas de supervivencia libre de enfermedad, que incluyen a pacientes que alcanzaron una remisión completa, a pacientes cuyo cáncer no desapareció y a pacientes que alcanzaron una remisión completa pero reincidieron.

De nuevo, supongamos que en un grupo de 100 pacientes que recibieron determinado tratamiento, 80 por ciento alcanza una remisión completa. Entre esos 80 pacientes, 20 tienen una enfermedad recurrente. Por tanto, de los 100 pacientes originales, 60 por ciento tuvo resultados positivos. La curva de supervivencia libre de enfermedad incluiría a los 100 pacientes en los cálculos: los 60 pacientes que se mantienen en remisión, los 20 cuya enfermedad regresó después de la remisión y los 20 que no alcanzaron la remisión completa desde un principio. Por tanto, el índice de supervivencia libre de enfermedad es de 60 por ciento. Debido a que la curva de supervivencia libre de recaídas sólo incluye a 80 pacientes (aquellos que tuvieron una remisión completa), 20 de los cuales han recaído, el índice de supervivencia libre de recaídas es de 75 por ciento; es decir, 60 de los 80 pacientes (o tres cuartos) con remisión completa no han recaído. Por tanto, la curva de supervivencia libre de recaídas tiene un porcentaje de éxito más alto que la curva de supervivencia libre de enfermedad.

Supervivencia libre de fallas. Estas curvas incluyen todas las causas de un resultado desfavorable. Entre las "fallas" están incluidos los pacientes que nunca alcanzaron una remisión completa; aquellos que alcanzaron una remisión completa y luego recayeron; y aquellos que murieron por cualquier causa, relacionada o no con el cáncer. Debido a que la curva caerá si ocurre algo malo, la supervivencia libre de fallas tendrá el porcentaje más bajo de resultados exitosos de cualquiera de las curvas descritas.

En este capítulo he descrito los conceptos básicos en los que están basados los índices de remisión y he explicado las curvas de supervivencia. Toda la información en este capítulo y el siguiente serán de extrema ayuda cuando converses con tus doctores y tu familia sobre las opciones de tratamientos. El capítulo que sigue describe la manera como un paciente puede asegurarse de que obtiene la información apropiada para sopesar los riesgos potenciales de un tratamiento contra los beneficios posibles.

CAPÍTULO 5

Sopesando riesgos y beneficios a largo plazo del tratamiento

La mayoría de los pacientes con cáncer no desarrollan efectos adversos como resultado de su tratamiento, pero con el tiempo algunos sí presentan daño a un órgano, como el corazón o los pulmones; otros más desarrollan un cáncer secundario relacionado con el tratamiento. Por tal razón, cuando los oncólogos determinan un régimen de tratamiento individual, también deben considerar los riesgos de los efectos tardíos asociados. (Los efectos tardíos están descritos en el Capítulo 4). Dado que los efectos tardíos toman años en desarrollarse, gran parte de los estudios realizados incluyen a adultos que son supervivientes de la leucemia que sufrieron durante su niñez o la enfermedad de Hodgkin, siendo adultos jóvenes. El porcentaje de curación en ambas enfermedades es bastante elevado, y los pacientes sobreviven varias décadas después del tratamiento.

Los oncólogos comparan los riesgos asociados con distintos tratamientos y los beneficios de esos tratamientos al considerar la *proporción riesgo-beneficio*. Al determinar el riesgo de un paciente por desarrollar un *efecto tardío del tratamiento*, los oncólogos dependen en uno de dos métodos para calcular los riesgos: el *riesgo relativo* y el *riesgo esperado*. Como los dos métodos son complicados, los doctores casi nunca los plantean en detalle a sus pacientes. Pero los pacientes necesitan entenderlos para comprender los consejos de sus médicos cuando comparan los resultados de los tratamientos y la prognosis. En este capítulo explico cómo los oncólogos llegan a calcular los riesgos y cómo los comparan con los beneficios que aportan los tratamientos. Antes que nada debe discutirse la proporción del riesgo-beneficio, seguida por una detallada exposición de cómo se llega a los números y porcentajes. El riesgo de desarrollar un cáncer secundario se utiliza como ejemplo de toxicidad tardía. (Este capítulo amplía el material que fue presentado en el Capítulo 4 y muestra conceptos nuevos.)

Proporción riesgo-beneficio

Una parte esencial cuando se toma una decisión acerca de cuál trata-miento será el mejor para ti es evaluar lo que se conoce como la proporción riesgo-beneficio; ésta debe aplicarse en cualquier decisión que uno toma en la vida. Por ejemplo, ¿cuáles son los riesgos y los beneficios de cambiar de trabajo, invertir en ciertas acciones de la bolsa o en otras, hacer un viaje por tren o avión? Lo que sea conside-rado un riesgo razonable al elegir un tratamiento depende de los be-neficios que éste proporcione.

Veamos cómo son sopesados los riesgos y los beneficios de un tra-tamiento particular:

- ¿Qué pasaría si existiera la posibilidad de obtener 50 por ciento de éxito en un tratamiento y 0 por ciento de desarrollar toxici-dad tardía? Cualquiera seguiría ese tratamiento.
- ¿Qué pasaría si existiera la posibilidad de obtener 75 por ciento de éxito en un tratamiento y sólo 5 por ciento de desarrollar toxicidad tardía? Casi todo el mundo elegiría ese tratamiento.
- ¿Qué pasaría si existiera la posibilidad de obtener 30 por ciento de éxito en un tratamiento y 25 por ciento de desarrollar toxi-cidad tardía mortal? Dicho tratamiento podría ser una elección razonable si el riesgo por morir de cáncer en los próximos seis meses fuera muy elevado.
- ¿Qué pasaría si la posibilidad de éxito de un tratamiento sólo fuera de 5 por ciento con 20 por ciento de probabilidad mortal? Pocas personas se sentirían atraídas a dicho tratamiento.
- ¿Qué pasaría si el tratamiento no ofrece curación pero da a la persona más tiempo de vida? Las personas que enfrentan una elección tal, toman una decisión basada en su situación personal; los riesgos que estarán dispuestos a aceptar pueden parecerles aceptables, así como los efectos secundarios que se deriven de éste.

Elegir la opción de tratamiento que es mejor para ti es una decisión personal. Para ayudarte a tomar la mejor decisión, tu doctor te propor-cionará los cálculos más certeros posibles, tomando en cuenta los ries-gos y los beneficios de cada tratamiento disponible. Al anotar esa información en tu lista de verificación y estudiar los datos con cuida-do, tú y tu familia podrán decidir cuál opción vale más la pena.

Riesgo de complicaciones tardías

Riesgo relativo

En cualquier grupo de personas existe el riesgo de que desarrollen cáncer en algún momento de su vida. A tal riesgo se le conoce como el *número esperado de cáncer*; cuando se calcula el número de pacientes curados pero que más tarde en su vida desarrollaron un cáncer secundario, el resultado es el *número observado* de casos de cáncer.

Para calcular el riesgo relativo, se divide el número observado entre el número esperado de casos:

$$\text{Riesgo relativo} = \frac{\text{casos observados}}{\text{casos esperados}}$$

De acuerdo con lo anterior, ciertos métodos estadísticos son aplicados para saber si el número de pacientes tratados antes y que años después de ser curados desarrollaron cáncer secundario excede la cantidad que se esperaba. Por ejemplo, digamos que un grupo de 1000 adultos fueron curados de la enfermedad de Hodgkin cuando eran adultos jóvenes. Quince años después encontramos que 36 de esos pacientes habían desarrollado leucemia. Por tanto, para determinar el riesgo relativo de que dichos pacientes presentaran leucemia años después, tendríamos que dividir 36 entre 4, lo que nos daría un total de 9. En otras palabras, tenemos 9 veces más casos de leucemia que lo que podríamos esperar.

Pese a que un riesgo relativo de 9 parece alto, sólo 36 (cerca de 3.5 por ciento) de los 1000 pacientes desarrollaron tal complicación, mientras que 964 no la desarrollaron, y 4 de esos 1000 habrían desarrollado leucemia sin importar que hubieran padecido la enfermedad de Hodgkin. De ahí que sólo 32 (cerca de 3 por ciento) de esos 1000 pacientes desarrollaran leucemia debido a que tuvieron la enfermedad de Hodgkin o por el tratamiento a ésta.

Riesgo esperado

Mediante el riesgo esperado —el segundo método para definir el peligro de desarrollar un cáncer secundario— es fácil comprender lo que significa ese riesgo para un paciente. La ilustración 5 muestra una

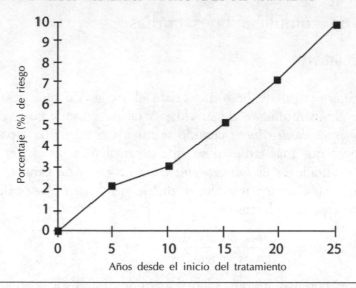

Ilustración 5. Curva que muestra el riesgo esperado de desarrollar un cáncer secundario desde el inicio del tratamiento hasta 25 años después.

Como con todas las curvas verdaderas, éste es un cálculo estimado. La curva incluye los tipos de cáncer que ocurrieron como consecuencia de la enfermedad y su tratamiento, así como los tipos de cáncer que hubieran ocurrido de manera natural.

curva del riesgo esperado de desarrollar un cáncer secundario. Es similar en concepto a las curvas presentadas en el Capítulo 4. La diferencia más marcada es que las curvas para el riesgo esperado de complicaciones van en ascenso y no hacia abajo, como en las curvas de supervivencia.

Por ejemplo, cuando William, un hombre joven con la enfermedad de Hodgkin, comenzó a recibir tratamiento (punto 0), no le habían aparecido tumores secundarios. Por tanto, su riesgo esperado por desarrollar cáncer en ese momento 0 era de 0 por ciento. Sin embargo, 10 años más tarde, su riesgo esperado es de 3 por ciento, lo que significa que cada 100 pacientes con la enfermedad de Hodgkin siguen vivos después de 10 años del tratamiento, y quizá William es uno de tres que desarrollaron un tumor secundario: un número que sigue creciendo con el tiempo. De ahí que la curva indique, 20 años después del punto 0, que el riesgo esperado de William de desarrollar un cáncer secundario aumentó a 7 por ciento.

La curva del riesgo esperado indica el número total de pacientes anteriores que, con el tiempo, desarrollaron un cáncer secundario. Es importante darse cuenta de que varias de esas enfermedades secundarias pueden ser curadas y que el cáncer inicial debe ser curado para que no exista el riesgo de complicaciones futuras. Otra consideración relevante es que, como el cáncer se vuelve más riesgoso conforme envejecemos, algunos de los riesgos devienen de la enfermedad de Hodgkin y su tratamiento, y que otros sólo son riesgos de la vida misma. Utilizando el conocimiento que tenemos acerca de las complicaciones a futuro, los doctores hemos modificado la quimioterapia y la terapia de radiación o radioterapia para reducir el riesgo de toxicidad a futuro. Exámenes adicionales de imagenología son practicados en pacientes que enfrentan un riesgo mayor.

Prognosis

En términos simples, una *prognosis* es un cálculo estadístico de la oportunidad que un paciente tiene de permanecer con vida después de un tratamiento; está basado en el promedio con grandes números de grupos de pacientes. Por tanto, la respuesta a la famosa pregunta de "¿Cuánto tiempo me queda, doc?" sólo puede ser un *promedio*: y la naturaleza de ese promedio significa que algunas personas estarán peor o mejor que la media. Comprender las curvas de supervivencia descritas en el Capítulo 4 es útil en este punto, y especialmente durante la discusión de los factores que influyen para saber quién recibirá tratamiento. Los cálculos en una prognosis no son particularmente precisos por las razones siguientes:

- No todas las personas a quienes se diagnostica cáncer están en el mismo grupo de edad.
- Distintos tumores tienen características diferentes.
- Las personas tienen habilidades diversas para sobrellevar ciertos tratamientos.
- Las personas difieren con respecto a varios factores.

Por si fuera poco, dado que los tratamientos mejoran con el tiempo, la información óptima disponible acerca de la prognosis quizá no se aplica a los tratamientos de la actualidad. Por ejemplo, con el avance médico más importante de Gleevec® para la leucemia mieloide crónica se obtuvieron resultados drásticamente buenos. Sin embargo, no es posible predecir una prognosis individual específica con completa exactitud.

El tipo de información que los doctores usan con frecuencia cuando exponen una prognosis a un paciente es acerca de la probabilidad de supervivencia del paciente o que se vea libre de la enfermedad en algún momento, casi siempre en cinco años. Por ejemplo, 70 por ciento de una supervivencia de cinco años significa que a los cinco años es probable que sobrevivan 70 de 100 pacientes. Pero recordemos que 30 por ciento habrán muerto por causas que no tienen que ver con el cáncer. El otro cálculo es la *supervivencia media*: el punto en que la mitad de los pacientes estarán aún vivos. Por ejemplo, si la media de tiempo de supervivencia son cuatro años, la mitad de los pacientes estarán vivos en ese periodo. (La supervivencia media será explicada más adelante.)

Por gran variedad de razones legítimas, muchos pacientes sólo desean conocer su prognosis en términos generales, y no en porcentajes específicos. Algunos otros piden a su doctor que estime una prognosis más certera para utilizar la información al planear su futuro. Aunque tal cálculo pueda ser útil en dicha planeación, no representa en ninguna forma una garantía.

Debido a que (por las razones explicadas antes) una prognosis exacta no puede ser determinada, tu doctor no está siendo evasivo si te da el rango de números o cantidades aproximadas, según su cálculo; es importante reconocer que las estadísticas se aplican a grupos y no a una sola persona. Un tratamiento específico puede o no resultar efectivo para una determinada persona. En la mayoría de los tipos de cáncer existen tratamientos secundarios disponibles si el primero falla. Por tanto, aunque los porcentajes son útiles para comprender la prognosis general y también para seleccionar un tratamiento, es imposible predecir con seguridad el curso que seguirá un paciente.

Cálculos sobre prognosis

La ilustración 6 contiene dos curvas hipotéticas para dos grupos de pacientes en distintas etapas con el mismo tipo de cáncer: etapa A o B. Para este planteamiento, asumamos que a los pacientes en la etapa A de la enfermedad se les ha localizado un tumor y que los ganglios linfáticos de la región no están involucrados. A los pacientes en la

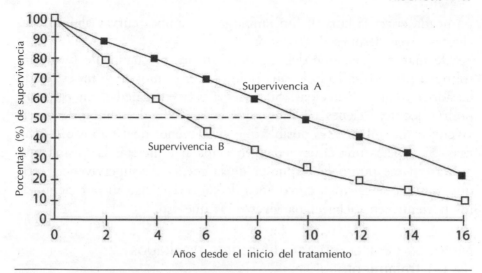

Ilustración 6. Curvas que muestran el período de supervivencia media para dos grupos de pacientes con el mismo tipo de cáncer.

A los pacientes en la etapa A de la enfermedad se les han localizado tumores sin tejido envolvente o ganglios linfáticos. A aquellos en la etapa B se les localizaron tumores del mismo tamaño que los del otro grupo, pero con pocos ganglios linfáticos involucrados. La media de supervivencia es el punto en que la curva cruza 50 por ciento de la supervivencia.

etapa B se les localizaron tumores del mismo tamaño, pero están involucrados pocos ganglios linfáticos de la región. En otras palabras, la enfermedad del grupo en etapa B está un poco más avanzada. Asumamos también que los pacientes en ambos grupos recibieron el mejor tratamiento disponible.

Cuando vemos en conjunto la curva, debemos tener en mente que los datos incluyen los decesos por causas variadas. El punto en que la curva desciende a 50 por ciento (cuando la mitad de los pacientes han fallecido y la otra mitad aún vive) se llama el *tiempo medio de supervivencia* (indicada por la línea punteada a lo largo de la gráfica en el porcentaje 50). Si miramos la curva en la parte de arriba, veremos que 75 por ciento de los paciente en la etapa A de la enfermedad están aún vivos después de cinco años; 50 por ciento están vivos a los 10 años; y 25 por ciento siguen vivos a los 15 años. El tiempo medio de supervivencia para los pacientes en ese grupo es de 10 años. La curva baja muestra que la media de supervivencia para los pacientes en la etapa B de la enfermedad es de cinco años (el punto donde la línea punteada cruza la curva). Sin embargo, en ambas curvas algunos pacientes viven después de 16 años.

De manera que, ¿qué debería decir tu doctor cuando le preguntas sobre tu prognosis? Todo lo que podrá hacer es mostrarte un estimado basado en curvas parecidas. Si tuvieras una enfermedad en etapa A, podría decirte: "Tienes 10 años", que es la media de tiempo de supervivencia; sin embargo, es posible que vivas menos de 10 años o mucho más. Si tuvieras una enfermedad en etapa B e hicieras la misma pregunta, en ese punto la respuesta de la media de supervivencia sería que, aunque se calculan cinco años de supervivencia, 50 por ciento de los pacientes en dicha etapa viven más que eso.

Métodos para comparar diferentes resultados de un tratamiento

Las curvas de supervivencia también pueden utilizarse para comparar los beneficios de dos tratamientos diferentes. Las curvas de una supervivencia libre de enfermedad hipotética mostrada en la ilustración 7 compara el tratamiento P con el Q para pacientes que se encuentran en la misma etapa de la enfermedad. La diferencia entre las dos curvas puede ser comparada de dos modos: por el *método vertical* o por el *método horizontal*.

Método vertical. La diferencia vertical es el método más comúnmente utilizado para comparar los resultados de dos tratamientos. Las curvas son comparadas en un punto específico, y la diferencia en los dos porcentajes en dicho punto también es comparada. Por ejemplo, después de cinco años, 60 por ciento de los pacientes que recibieron el tratamiento P aún no han mostrado recaída, mientras que 50 por ciento de los pacientes que recibieron el tratamiento Q tampoco mostraron recaída. Por tanto, la diferencia entre el resultado de los dos tratamientos de cinco años después del punto 0 es de 10 por ciento. Date cuenta de que ocho años después de que el tratamiento comenzara, 32 por ciento de los pacientes que recibieron el tratamiento P no habían mostrado una recaída, mientras que 28 por ciento de quienes recibieron el tratamiento Q tampoco había recaído. Por tanto, ocho años después del punto 0 había una pequeña diferencia de sólo 4 por ciento.

Método horizontal. Con este método, la diferencia horizontal entre las curvas es utilizada; esa diferencia es el punto en que cada curva llega a un porcentaje de supervivencia. En la ilustración 7, la línea punteada horizontal indica el punto cuando ambas curvas alcanzan el promedio de supervivencia de 50 por ciento. Date cuenta de que los pacientes que recibieron el tratamiento Q alcanzaron ese 50 por ciento a los cinco años, mientras que los pacientes que recibieron el tratamiento P lo alcanzaron a los seis años, una diferencia de un año. Cualquier otra relación entre puntos y porcentajes puede ser comparada de la misma manera. Considera que a los ocho años, los porcentajes de los pacientes en los dos grupos que no habían recaído son casi iguales. Quienes realizan estadísticas pueden comparar las dos curvas de supervivencia midiendo la proporción de peligro. Cada curva en la ilustración 7 desciende en cierta proporción, llamada *tasa de peligro*. La cantidad de peligro involucrada es, entonces, la proporción o tasa del peligro. Aplicar las estadísticas a la proporción de peligro, que depende del número de pacientes representados por cada una de las curvas, permite

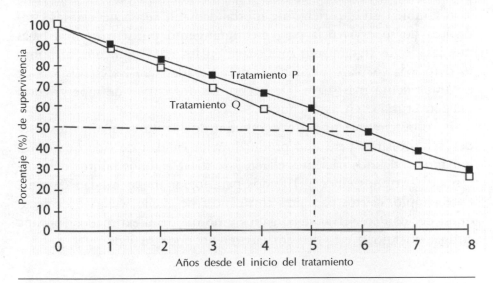

Ilustración 7. Curvas que muestran la supervivencia libre de enfermedad hipotética en dos grupos de pacientes que recibieron distintos tratamientos.

Un grupo recibió el tratamiento P y el otro el Q. Las curvas pueden ser comparadas de dos maneras. Con una comparación vertical, la diferencia de porcentaje en la supervivencia libre de enfermedad puede ser calculada en varios puntos en el tiempo, como está ilustrado a los cinco y ocho años. En la comparación horizontal, el número de años requeridos para alcanzar la media de supervivencia, mostrada con la línea horizontal punteada, son calculados con la media de supervivencia (50 por ciento).

al perito en estadística determinar si la diferencia es "estadísticamente significante". Las pruebas clínicas están diseñadas de manera que haya suficientes personas estudiadas para llegar a una conclusión relevante.

Como muestra el ejemplo, la diferencia entre tratamientos puede variar, dependiendo de si las diferencias verticales y horizontales son utilizadas para una comparación o si, con el tiempo, la comparación será realizada. No existe el momento "correcto" para estudiar las curvas y ver cuál tratamiento será el mejor. En el caso de enfermedades con estadísticas de supervivencia que no pueden resultan buenas para la mayoría de los pacientes (indicado por una rápida caída entre el punto 0 y los cinco años en ambos tratamientos), un momento más importante quizá esté cerca del final de esas curvas de supervivencia, donde los porcentajes de supervivencia entre los tratamientos tal vez estén más separados.

En algunas situaciones, un tratamiento extremadamente agresivo puede estar disponible y contener la posibilidad no sólo de una cura, sino también un alto riesgo de mortalidad. En consecuencia, las estadísticas de supervivencia para ese tratamiento pueden ser más bajas que las de un tratamiento más suave en los años siguientes al punto 0, pero a largo plazo pueden ser más elevadas que las estadísticas de un tratamiento más suave. De hecho, las dos curvas de supervivencia pueden cruzarse en algún punto.

En otras circunstancias, los resultados de distintos tratamientos pueden ser similares, pero uno produce mejor calidad de vida que otros. Por tanto, algunos pacientes eligen "sacrificar algunos puntos del porcentaje" entre los cinco y 10 años para lograr mejor calidad de vida. Por ejemplo, ciertos pacientes con cáncer de cuello, vejiga o de recto quizá decidan conservar sus órganos y no que sean extirpados con una cirugía, incluso si esta decisión acorta un poco su vida.

Beneficios reportados

En esta sección explicaré cuán variadamente pueden ser descritos los distintos resultados de un estudio clínico en reportes de noticias o en revistas médicas. Las dos curvas en la ilustración 7 pueden ser utilizadas para ejemplificar el problema.

A los cinco años, la supervivencia libre de enfermedad para el tratamiento P es de 60 por ciento, mientras que para el tratamiento Q es de 50 por ciento. De ahí que la "diferencia absoluta" entre los dos porcentajes sea de 10 por ciento, de modo que ese número sería reportado. Sin embargo, la "reducción de porcentaje" en el número de pacientes que mostraron recaída después del tratamiento P es mejor por 20 por ciento que para quienes siguieron el tratamiento Q, de la siguiente manera: 50 por ciento de los pacientes que recibieron el tratamiento Q tuvieron una recaída a los cinco años, 40 por ciento de los pacientes que recibieron el tratamiento P también recayeron. De modo que el beneficio del tratamiento P contra el del Q es la diferencia de 10 por ciento dividido entre el porcentaje de recaídas después del tratamiento Q, que es de 50 por ciento: 10 por ciento dividido entre 50 por ciento = 20 por ciento. En otras palabras, 10 de los 50 pacientes que mostraron recaída después del tratamiento Q no hubieran recaído de haber recibido el tratamiento P. Aunque sólo 10 por ciento de los pacientes que recibieron el tratamiento P están mejor que quienes recibieron el Q, el resultado puede ser legítimamente reportado como 20 por ciento "de reducción en las recaídas" con el tratamiento P.

¿Qué sucedería si dos distintos tratamientos tuvieran un éxito rotundo? ¿Qué pasaría si los pacientes que recibieron el tratamiento X tuvieran una supervivencia de 97 por ciento en cinco años libre de recaídas contra 91 por ciento de quienes recibieron el tratamiento Y? La diferencia absoluta a los cinco años sería de 6 por ciento. Sin embargo, 3 por ciento de esos pacientes habrían mostrado una recaída con el tratamiento X y 9 por ciento con el Y. De los nueve pacientes que recaerían con el tratamiento Y, seis no recaerían si hubieran recibido el tratamiento X. Por tanto, la reducción del porcentaje de recaídas con el tratamiento X comparado con el Y es de 9 por ciento menos 3 por ciento = 6 por ciento, y ésa cantidad dividida por 9 por ciento = 67 por ciento. De ahí que un tratamiento que parece beneficiar a sólo seis pacientes de 100 puede ser reportado que reduce el riesgo de una recaída en 67 por ciento con el tratamiento X comparado con el tratamiento Y.

Como puedes ver, cuando el porcentaje de los beneficios son presentados, especialmente en los reportajes de noticias, el receptor debe estar consciente de las distintas maneras en que se pueden citar los resultados. Un entendimiento básico de las curvas de supervivencia hará más sencillo comprender los beneficios reales de un tratamiento comparado con otro.

Análisis de resultados

Como muestran los reportes sobre las reformas en el cuidado de la salud, los asuntos involucrados en el proceso de la reforma en el cuidado de la salud son en extremo complejos. Para quienes cuidan de la salud y tratan de determinar cuáles tratamientos son "adecuados" o "mejores" para combatir una enfermedad particular, el análisis de los resultados (que incluye el cálculo de los costos y beneficios) ha llegado a ser un factor importante en la toma de decisiones. Al definir qué tratamientos serán utilizados por un país entero, un plan de seguros o para un individuo, tales cálculos tienen una importancia crucial.

Ya que el cáncer es una enfermedad común y los estudios de detección, prevención, tratamiento e investigación pueden resultar costosos, muchos pacientes y sus familias se ven confrontados con asuntos económicos. Dichos asuntos pueden ser especialmente estresantes, sobre todo, si incluyen terapias y tecnologías nuevas y costosas. El proceso para considerar las opciones de tratamiento disponibles es llamado *decisión de análisis*. Varios modelos en matemáticas pueden ser utilizados; y, dado que los resultados de tal decisión casi siempre se aplican a grandes números de pacientes, ese número de personas representa un promedio y no podrá ser aplicado a un paciente específico. (Los términos y conceptos utilizados para tomar una decisión en cuanto a un análisis serán expuestos en el Apéndice B.)

El desarrollo responsable de nuevos tratamientos y tecnologías requiere estándares de investigación rigurosa y atención cuidadosa para manejar los resultados, tanto en años de vida ganados como en calidad de vida. Los tratamientos y tecnologías nuevas son en general costosos, y en beneficio de los pacientes y la sociedad, deben realizarse esfuerzos intensivos para refrenar los costos. Tales esfuerzos incluyen evitar el impulso por aplicar los tratamientos nuevos antes de que sean evaluados con detenimiento. Ésa es la razón por la que resulta de ayuda que los pacientes aptos para participar en pruebas clínicas y los resultados de esas pruebas sean reportados de manera apropiada y oportunamente.

Pese a que el entusiasmo de investigadores y pacientes acerca de un tratamiento nuevo sea elogiable, exagerar los resultados de dicho tratamiento o hacer publicidad prematura o incompleta puede conducir a crear falsas esperanzas, así como a un gasto injustificado para el paciente. Más aún, la publicación prematura y de contenido exagerado también puede conducir a una importante distribución inadecuada de recursos: sea gastar demasiado en un tratamiento que no es particularmente benéfico, o perder la oportunidad de examinar con cuidado los beneficios y costos de uno nuevo o una técnica avanzada antes de introducirse a la práctica de rutina.

En este capítulo he expuesto varias maneras en que los riesgos de un tratamiento pueden ser comparados con los beneficios del mismo. En el capítulo siguiente hablaré de tres métodos estándar de tratamiento para el cáncer, además de explicar cómo dichos tratamientos pueden ser utilizados solos, en combinación o en secuencia para proporcionar el mejor resultado para la persona que padece cáncer. En el Capítulo 7 expondré los tratamientos moleculares en desarrollo.

CAPÍTULO 6

Tratamientos convencionales:
una visión general

Este capítulo está centrado en los tres métodos estándar para el tratamiento del cáncer: cirugía, quimioterapia y terapia de radiación. También incluye breves descripciones de modalidades nuevas, como el trasplante de médula y las terapias hormonales. El tratamiento molecular está explicado en el Capítulo 7 y en el Capítulo 8 aparecen pruebas clínicas de tratamientos nuevos.

Tus doctores te proporcionarán información detallada acerca de los distintos tratamientos por los que puedes optar. También están disponibles otras fuentes de información, incluidos los libros de textos médicos, así como libros y artículos escritos para el público en general, grupos de *chat* por la Internet y sitios educacionales en la red (en la bibliografía encontrarás una lista de lecturas recomendadas). Organizaciones como *National Cancer Institute* (instituto nacional de cáncer), *American Cancer Society* (sociedad americana de cáncer) y *National Comprehensive Cancer Network)* (red nacional de apoyo y comprensión del cáncer) proporcionan material impreso útil; además hay información disponible a través de servicios para computadora como el PDQ, listados en el Capítulo 1.

Las modalidades en los tratamientos y el consentimiento informado

Cuando el cáncer de una persona es tratado mediante una sola modalidad, su tratamiento se llama *monoterapia* o *terapia de modalidad singular*. Cuando se utiliza más de una modalidad, el término es *terapia concomitante* o *terapia de multimodalidad*. La combinación de las terapias puede ser administrada al mismo tiempo, una después de la otra o en ciclos alternados. Cuando más de un tratamiento es administrado de manera simultánea, los especialistas involucrados deben coordinar y programar los tratamientos cuidadosamente. En una secuencia de tratamiento común, se utiliza primero, sea la cirugía o la terapia de radiación para eliminar o reducir la masa tumoral. Después sigue la quimioterapia para tratar cualquier célula que pudiera haber producido una metástasis.

La mayoría de los tratamientos están diseñados para curar la enfermedad, sea removiendo el tumor o eliminando las células cancerosas. Sin embargo, a veces es imposible curar. La meta del tratamiento en esos casos es reducir los síntomas de los pacientes, mejorar su calidad de vida y prolongarla lo más posible. Ese tipo de tratamiento se llama *cuidado paliativo.*

Debido a que personas con el mismo diagnóstico y etapa de la enfermedad difieren en características como edad o salud general, un oncólogo debe considerar los riesgos combinados descritos en el Capítulo 5 cuando determina qué tratamiento es mejor para cada individuo. Además, el oncólogo debe considerar otros tres puntos importantes: si el cáncer está confinado en el tumor primario (local), si otros tejidos cercanos (regionales) están involucrados y si las células cancerosas produjeron metástasis en sitios lejanos.

No importa el tipo de tratamiento que recibas, te darán un *formato de consentimiento informado* para que lo leas (cuidadosamente) y lo firmes. Además de dar al doctor y a la institución permiso para que provean el tratamiento, dicho formato describe el tratamiento y todos los efectos secundarios posibles, que pueden incluir: síntomas físicos (como náuseas), exámenes de sangre anormal (conteo sanguíneo bajo) y resultados anormales de pruebas de imagenología (los rayos X mostrarán una anormalidad en el lugar donde el tumor ha sido tratado con radiación). La extensa lista de los efectos secundarios en el formato, aunque es necesaria por razones legales, también puede ser atemorizante. Sin embargo, la mayoría de las personas tiene la experiencia de sólo unos cuantos efectos secundarios de los descritos en el formato. De hecho, muchos formatos subdividen los efectos secundarios en aquellos que son agudos y tardíos y los que son comunes, poco comunes, raros y extremadamente raros.

Los efectos secundarios agudos ocurren durante el tratamiento y casi siempre desaparecen unos días o semanas después de terminar el tratamiento. La gravedad se califica en una escala de 1 a 4 o 5. Los efectos secundarios de grado 1 son ligeros y quizá apenas notorios. Las personas que tienen experiencia de los efectos secundarios de grado 2 o 3 pudieran requerir un medicamento como un antibiótico para curar una infección, un antiemético para aliviar las náuseas o un medicamento para controlar el dolor (los métodos para controlar el dolor han sido mejorados). Varias personas que desarrollan efectos secundarios de grado 4 o 5 deben ser hospitalizados, porque sus síntomas pueden representar un peligro. En algunos casos, el tratamiento para el cáncer debe cambiarse debido a los efectos secundarios.

Por último, como es descrito en el Capítulo 1, las visitas regulares de seguimiento con tu oncólogo son muy importantes, así como con tu doctor de cuidado principal después de completar tu tratamiento. Todas las personas que han tenido cáncer necesitan ser revisadas para ver que no haya regresado la enfermedad o que se hayan desarrollado efectos tardíos. A medida que pasa el tiempo, estas visitas sucederán con menos frecuencia.

Cirugía

La mayoría de las personas está familiarizada con el propósito de los procedimientos quirúrgicos. La meta de la cirugía en el cáncer es remover el tumor manteniendo la habilidad de funcionar del órgano afectado, cuando es posible. La rutina de dicha cirugía es similar a cualquier otro tipo de procedimiento quirúrgico: te pedirán pruebas de diagnóstico de rutina (pruebas de sangre y rayos X) antes de la cirugía, etcétera. Tu doctor te dirá qué esperar y probablemente te dé una hoja impresa con instrucciones preoperatorias o para ser realizadas antes de la cirugía.

Para que puedas hacer planes en tu casa y en el trabajo, pregunta a tu doctor:

- ¿Cuánto tiempo estaré en el hospital?
- ¿Perderé mucha sangre?
- ¿Necesitaré terapia de radiación o quimioterapia después de la operación?
- ¿Es posible que tenga problemas físicos permanentes debido a la cirugía?
- ¿Cuánto tiempo tomará mi recuperación (rehabilitación)?

Si tu cirugía involucra la pérdida de sangre y es posible que necesites una transfusión durante el procedimiento, quizá quieras donar tu sangre (*banco autólogo de sangre*), unas cuantas semanas antes de la cirugía.

Con frecuencia, la cirugía se lleva a cabo para reducir un tumor o remover casi todo el tumor. Aunque la reducción puede prolongar la vida de una persona, puede producir efectos secundarios que afecten de manera negativa la calidad de vida, sin influir en el resultado de la enfermedad. Por tanto, la decisión de someterse a ese tipo de cirugía es difícil de tomar.

Los procedimientos quirúrgicos también se utilizan para recuperar la función de un órgano que ha sido parcialmente removido o para insertar un implante (prótesis) que toma el lugar del órgano que ha sido removido por completo. Ese tipo de cirugías se llama *cirugía reconstructiva.*

En la actualidad se emplean técnicas quirúrgicas innovadoras que requieren un proceso quirúrgico menos extenso. El procedimiento incluye la biopsia del ganglio centinela que ayuda a estadificar los tumores, como en el cáncer de mama y el melanoma. Esa biopsia incluye una inyección con un tinte de color o rastreador radioactivo cerca del tumor y la remoción de los nodos encontrados con el tinte o rastreador. La *cirugía de invasión mínima* también es utilizada para varias enfermedades del estómago (mediante un procedimiento llamado *laparoscopia*) y del pecho (*toracoscopia*) por medio de técnicas de video. Además, la remoción parcial de un órgano es posible en el cáncer de riñón o de páncreas, lo que facilita la vida del paciente, en lugar de la remoción del órgano completo.

La radioterapia o la quimioterapia (o ambas) son usadas en combinación con la cirugía parcial para conservar parte de un órgano. Un *procedimiento común en la preservación de un órgano* utilizado en casos de cáncer mamario es la lumpectomía, la remoción del tumor y de los tejidos marginales circundantes. Después de la lumpectomía, una mujer es sometida a una terapia de radiación para eliminar posibles rastros del cáncer. Hasta hace 25 o 30 años, el único tratamiento disponible para el cáncer mamario era una mastectomía, o la remoción completa de la glándula mamaria; en algunos casos aún es necesaria. Dependiendo del tamaño del tumor, también es posible conservar el órgano en otros tipos de cáncer, como en la cabeza, cuello, vejiga, colon y ano. Los procedimientos para la conservación de órganos pueden tener un efecto extremadamente benéfico en la calidad de vida de una persona sin comprometer su curación.

Un procedimiento llamado *cirugía de segunda revisión* también es empleado pero rara vez para verificar el efecto de una cirugía anterior o posiblemente para remover cualquier cáncer que no haya sido removido durante la cirugía previa. Este enfoque es usado a veces para tratar cáncer ovárico.

Existen nuevos acercamientos para la destrucción o ablación de tejido tumoral que son usados tanto por cirujanos como por radiólogos que utilizan la radiología de intervención. Dichos acercamientos incluyen *los ultrasonidos enfocados* (ondas sonoras), *la crioterapia* (frío), *la ablación con radiofrecuencia o RF* (ondas de radio) y la *fototerapia* (luz) por medio de un láser y un químico especial que ayuda a que el láser corte mejor. En algunas instancias y con frecuencia, esos procedimientos se usan en situaciones paliativas para aliviar los síntomas. En los tumores en que se usan esas técnicas, como en el cáncer de próstata (un tumor de crecimiento relativamente lento), puede tomar varios años probar que un tratamiento local nuevo, como la crioterapia o el ultrasonido dirigido, tienen la habilidad de eliminar todas las células del tumor. Aunque dichos acercamientos son bastante atractivos, es importante entender bien la historia natural de la enfermedad y durante cuánto tiempo ha sido utilizado un tratamiento para considerarlo una opción.

Quimioterapia

Debido a que la quimioterapia es un tratamiento sistémico (que afecta al cuerpo completo), puede usarse para tratar un tumor localizado o el cuerpo entero, en el caso de que el tumor haya creado metástasis. Un solo medicamento es usado en algunos casos, pero la mayoría de los regímenes de la quimioterapia incluyen una combinación de tres o cuatro fármacos que eliminan células cancerosas de diferente manera. Esa combinación de medicamentos es administrada de acuerdo con un horario claramente especificado o *protocolo*. Debido a los diferentes tratamientos disponibles, tu doctor te explicará el régimen apropiado para tu tipo de cáncer. No es necesario que conozcas los detalles de los medicamentos que se usan en la quimioterapia para tomar una decisión adecuada.

Durante el tratamiento, tu oncólogo vigilará tu progreso utilizando los mismos métodos empleados durante el diagnóstico y los estudios de estadificación. La "respuesta" del tumor será evaluada de acuerdo con los términos definidos en el Capítulo 4.

Clasificación de los medicamentos

La manera como los distintos fármacos contra el cáncer matan células o previenen la división celular depende de su clasificación. Los fármacos de la misma clase eliminan células cancerosas mediante el mismo mecanismo de acción; es decir, atacan el mismo objetivo en la célula. La mayoría de los regímenes están compuestos por diferentes fármacos o medicamentos para las distintas fases de la división celular (descrita en el Capítulo 2) o sobre diferentes objetivos (algunos de ellos están descritos en el Apéndice A). Por ejemplo, algunos fármacos son incorporados al ADN y previenen la división celular, otros tendrán un enlace cruzado con las ramales del ADN imposibilitando que la célula duplique el ADN; otros más inhibirán las enzimas clave involucradas en el ciclo de la célula o síntesis de ADN y aún otros más pueden prevenir que la célula se someta a la mitosis inhibiendo el huso mitótico necesario para separar a los cromosomas. Medicamentos más nuevos trabajan inhibiendo las rutas de señalización de la célula o bloqueando la acción de los factores de crecimiento, como es descrito en el Capítulo 7. Existen otros medicamentos diseñados para realizar la eficacia de los agentes estándares de la quimioterapia (*modificadores* o *sensibilizadores*) y aún otros pueden reducir la toxicidad del tratamiento (*protectores*). Los regímenes combinados de la quimioterapia están diseñados para que los fármacos actúen en combinación y eviten que la célula cancerosa se vuelva resistente a la terapia.

Algunos regímenes comunes en la quimioterapia usados para tratar diferentes tipos de cáncer aparecen listados en el cuadro 2. En ocasiones, a los regímenes se les asignan acrónimos usando la primera letra del nombre químico o de la marca de cada fármaco. Por ejemplo, el régimen disponible para la enfermedad de Hodgkin es llamado ABVD. (Los cuatro fármacos utilizados en este régimen se hallan en el cuadro.) Los doctores usan esas abreviaturas para comunicarse con mayor facilidad. Debido a que los nombres de diferentes fármacos comienzan con la misma letra, las abreviaciones no siempre indican cuáles fármacos pertenecen a un régimen particular.

Cuadro 2. Ejemplos de quimioterapia para sitios específicos de cáncer

Sitio del cáncer	Fármacos y medicamentos	Abreviatura
Ano	5-fluorouracil (por ejemplo, Efudex®), mitomycin (Mutamycin®)	5-FU, mitomycin
	5-fluorouracil, displatin (Platinol®)	5-FU, platinum
Vejiga	cyclophosphamide (por ejemplo, Cytoxan®), methotrexate, vinblastine (Velvan®) (a veces Adriamycin®)	CMV (o M-VAC)
Cerebro	procarbazine (Matulane®), lomustine (CeeNU®), vincristine (Oncovin®), a veces hydroxyurea (Hydrea®)	PCV
	temozolomide (Temodar®)	
Pecho	Adriamycin®, cytoxan → paclitaxel (Taxol®) y posiblemente Herceptin®	AC → T (posiblemente, también Herceptin®)
	Inhibidores aromastase: anastrozole (Arimidex®), letrozole (Femara®), exemestane (Aromisin®)	
Colon o recto	5-fluorouracil, lecuvorin	5-FU, leucovorin
	fluorouracil, leucovorin y oxaliplatin (Eloxatin®)	FOLFOX
	fluorouracil, leucovorin e irinotecan (Campto®)	FOLFIRI
	bevacizumab (Avastin®)	
Esófago	5- fluorouracil, cisplatin, etoposide, a menudo con radioterapia	

Continúa 🖙

Continuación ☞

Cabeza y cuello	cisplatin, 5 fluorouracil, leucovorin, taxol, a menudo con radioterapia	PFL
	inhibidor EGFR	
Enfermedad de Hodgkin	Adriamycin®, bleomycin (Blenoxane®), vinblastine, dacarbazine	ABVD
	doxorubicin, vinblastine, mechlorethamine, vincristine, bleomycin, etoposide y prednisone	Stanford V
	mostaza nitrogeno, vincristine, procarbazine plus ABVD	MOPP/ABVD Híbrido
Leucemia aguda	daunorubicin (Cerubidine®), cytosine arabinoside (Cytosar®), VP-16	DA
Leucemia crónica	chlorambucil, fludarabine (Fludara®)	
Pulmón	carboplatin, taxol	Carbo-taxol
	docetaxel (Taxotere®), carboplatin	
	vinorelbin, cisplatin	
	cisplatin etoposide	
	cyclophosphamide, doxorubicin, vincristine	CAV
Linfoma agresivo	cyclophosphamide, doxorubicin (Adriamycin®), vincristine, prenisone, rituximab (Rituxan®)	CHOP-R
	etoposide infusión, vincristine, doxorubicin, bolus cyclophosphamide, prednisone con rituximab	EPOCH-R

Continúa ☞

Continuación ☞

Linfoma de bajo grado	cyclophosphamide, vincristine, prednisone fludarabine (Fludara®)	CVP
Cáncer de ovario	Cisplatin o carboplatin y taxol	
	Liposomal doxorubicin (Doxil®)	
Cáncer de páncreas	5 fluorouracil, platinum	
	Gemcitabine (Gemzar®)	
Cáncer de estómago	5 fluorouracil, leucovorin, platinum	
Cáncer testicular	Cisplatin, vinblastine, beomycin	PVB
	Cisplatin etoposide, beomycin	PEB
	Cisplatin, etoposide, ifosfamide	ICE

Nota: en la mayoría de los casos, los fármacos están listados por su nombre genérico y las marcas aparecen entre paréntesis.

Dosis y programación

Por lo general, los doctores prescriben una dosis de quimioterapia lo suficientemente alta para optimizar las probabilidades de que el tumor responda; razón por la cual los regímenes de los medicamentos son diseñados con cuidado. La dosis no puede ser reducida sólo porque al doctor o al paciente no le gusta cómo lo hace sentir. Por la misma razón, un medicamento no puede ser retirado de manera arbitraria de un régimen combinado. Los regímenes de la quimioterapia deben ser modificados sólo por razones que estén relacionadas directamente con la efectividad o toxicidad del tratamiento.

La cantidad total de quimioterapia administrada durante un periodo específico se denomina *intensidad de la dosis*, en tanto que *dosis* es la cantidad del fármaco administrado cada vez. Casi siempre, las dosis individuales de los medicamentos se calculan en miligramos (mg) de acuerdo con el área de la superficie total del cuerpo del paciente en metros cuadrados (m²), expresado como mg/m².

Otra manera de calcular la dosis correcta, disponible en algunos medicamentos, es combinar el *perfil farmacocinético con el área de la superficie* del paciente. En este cálculo, para determinar qué cantidad de medicamento dar a un paciente, debe medirse la concentración específica de éste en la sangre con el tiempo. Después de que el paciente recibe su primera dosis del fármaco, se analiza su sangre para determinar la concentración del fármaco; esa información es comparada con la información farmacocinética del fármaco, lo que indica la *concentración de sangre efectiva* necesaria para esa droga específica. Las dosis subsecuentes del medicamento dependerán de la tolerancia en el sistema del paciente (de la concentración en su sangre) y del tamaño de su cuerpo. Si la concentración de la sangre es baja, se le dará una dosis mayor y si es muy alta, la siguiente dosis será más pequeña. La curva farmacocinética traza la concentración del fármaco (sobre el eje *y*) *versus* el tiempo (sobre el eje *x*). El *área debajo la curva* (ADC) se usa como la medida de exposición a ese fármaco. Algunos medicamentos son dosificados a pacientes para darles cierto ADC. Un ejemplo de una droga que es prescrita de esa manera es carboplatin (Paraplatin®).

Para curar un tumor, en ocasiones es necesario usar una dosificación de fármacos (o radiación) que excede la tolerancia de un órgano. Como resultado, el órgano puede funcionar mal meses o años después. En algunos casos, el daño puede ser reparado mediante cirugía: por ejemplo, removiendo la parte dañada del intestino. En otros casos, un medicamento u hormona puede reemplazar una función normal. Por ejemplo, la hormona de la tiroides puede reemplazar la función de una glándula tiroidea dañada, como en el caso de Betty en el Capítulo 3.

En general, la quimioterapia es administrada en ciclos cada tres o cuatro semanas. Los pacientes reciben tanto medicación intravenosa como pastillas durante una o dos semanas, luego se recuperan durante dos semanas antes de comenzar un nuevo ciclo. Casi siempre, el total de duración de la quimioterapia es de cuatro a seis meses, aunque algunos regímenes nuevos utilizan un tratamiento intensivo más corto de dos a tres meses. Las personas con algunos tipos de leucemia necesitan quimioterapia de mantenimiento después de que termina su quimioterapia mayor. La quimioterapia de mantenimiento incluye medicamentos más suaves que los que se usan al principio del tratamiento. Esos medicamentos a menudo vienen en forma de píldoras y pueden ser tomadas durante meses o quizá años.

Administración

Los fármacos de quimioterapia pueden ser administradas vía oral o intravenosa, según la droga. Debido a que los medicamentos ingeridos por la boca entran en la corriente sanguínea por el intestino y los administrados en la vena entran directamente, todos son llamados *terapia sistémica.*

Los nuevos métodos permiten la administración de la quimioterapia de manera intravenosa, lo que resulta más fácil para el paciente de lo que era antes. Por ejemplo, en lugar de punzar a los pacientes con una aguja cada vez que le sacan sangre o que el medicamento es administrado, puertos de acceso a una vena pueden permanecer en el lugar durante meses, y se usan bombas de infusión para administrar quimioterapia a pacientes en la clínica o en casa. Un ejemplo es una línea *PICC.* (PICC son las siglas en inglés de *catéter central insertado periféricamente.*) Algunas bombas de infusión son tan pequeñas y portátiles que continuamente se pueden administrar medicamentos durante una semana o un mes, o quizá por más tiempo, mientras los pacientes desempeñan sus actividades normales.

La quimioterapia puede darse por separado o simultáneamente con la terapia de radiación. Esto se viene haciendo en casos de cáncer en cabeza, cuello, esófago, ano y vejiga. En ocasiones, las dos terapias se dan juntas de acuerdo con un horario alternativo programado. Como regla general, el régimen inicial de la quimioterapia elegido es el más efectivo. Como puedes ver en la gráfica 6.1, hay más de un régimen "estándar" disponible para varios tipos de cáncer y todos son aproximadamente igual de efectivos para una enfermedad determinada. Sin embargo, para algunos tipos de cáncer, como la enfermedad dc Hodgkin, quizá al inicio un doctor prescriba un régimen suave por unos cuantos meses para tratar un tumor. Si los resultados no son satisfactorios, el doctor puede prescribir un régimen de fármacos más tóxico, de segunda línea (de salvamento). Pese a que las terapias de segunda línea pueden ser muy efectivas, los doctores sólo recurren a ellas cuando es necesario porque implican más riesgos de efectos posteriores.

Efectos secundarios

Casi todos los agentes de la quimioterapia producen efectos secundarios que no sólo pueden afectar el conteo sanguíneo sino también causar síntomas físicos como náuseas y vómito. Algunos de los posibles efectos secundarios producidos por diferentes medicamentos contra el cáncer aparecen en la lista del cuadro 3. (El cuadro 5, al final de este capítulo, incluye la terminología médica). Por favor asegúrate de contar con la posibilidad de tener muy pocos de los efectos secundarios que aparecen en la lista. Tu doctor debe explicarte los efectos secundarios, con detalle y de manera anticipada, que podrías tener durante tu tratamiento específico. El cuadro está incluido para que puedas consultarlo antes de platicar con tu doctor acerca de dichos efectos.

El propósito de la quimioterapia es eliminar las células con cáncer. Sin embargo, es inevitable que dichos fármacos también eliminen células normales. El efecto secundario más común de la quimioterapia se debe al daño causado a las *células madre* en la médula ósea. (Las células madre son aquellas que producen continuamente glóbulos rojos, leucocitos o glóbulos blancos y plaquetas.) Aunque las células madre que aún permanecen producirán nuevas células, algunos tratamientos de dosis altas pueden destruir tantas células madre que deben ser reemplazadas después de que termina el tratamiento mediante un trasplante de médula ósea de otra persona o cultivando sangre periférica (circulando) células madre o células de médula ósea del paciente antes de empezar el tratamiento y volviendo a implantarlas en el paciente al terminar el tratamiento. (Los procedimientos para un trasplante de médula ósea están descritos al final de este capítulo.)

Si el tratamiento supone la posibilidad de causar esterilidad, los hombres pueden guardar esperma en un banco antes de su tratamiento. Sin embargo, primero es necesario obtener una muestra para verificar el número de espermatozoides y su movilidad. Si los resultados son satisfactorios, se recogen unas cuantas muestras para ser congeladas. Con las nuevas técnicas disponibles para la fertilización *in vitro*, incluso los hombres con bajo conteo de espermatozoides pueden guardar su esperma en un banco. Debido a que el proceso para recoger las muestras puede tomar una semana o más, usualmente se hace durante el trabajo de diagnóstico del paciente.

Cuadro 3. Efectos secundarios comunes de la quimioterapia

Efecto secundario	Comentarios
La sangre no coagula de manera adecuada	Pueden administrarse factores de coagulación o plaquetas.
Sangre en la orina	Usualmente esta condición es temporal.
Cistitis	Irritación en la vejiga. Ve también los efectos secundarios de la radioterapia. También es un sinónimo de cáncer de vejiga.
Daño al músculo del corazón (cardiomiopatía)	Causado por ciertos fármacos de la quimioterapia. Puede ser resultado del mismo cáncer.
Daño a las células del hígado (toxicidad hepática)	Por lo general, esta condición es temporal pero puede ser grave en pacientes que se someten a un trasplante de médula ósea.
Dificultad para orinar (disuria)	Puede ocurrir con ciertos medicamentos.
Inflamación del tejido del párpado (conjuntivitis)	Esa condición es rara.
Irritación o inflamación de la piel (dermatitis)	Los síntomas incluyen sarpullido, ampollas o sensibilidad a la luz. Son temporales y usualmente desaparecen en una semana.
Inflamación del intestino (enteritis)	También puede ser resultado de una infección.
Eritema	Enrojecimiento de la piel. También puede ser causado por el tumor.
Fatiga	Es común pero temporal.
Necesidad frecuente de vaciar la vejiga o el intestino	Usualmente es un efecto temporal.
Pérdida de cabello (alopecia)	Ve también los efectos secundarios de la radioterapia.
Impotencia	Puede ser temporal o permanente. No es lo mismo que esterilidad, que significa la imposibilidad de tener hijos.

Continúa 📖

Continuación 🕮

Inflamación o infección de la piel (celulitis)	Puede ocurrir cuando el conteo de la sangre es bajo o si la piel sufre un daño.
Inflamación de una vena (flebitis) o coágulo en una vena (tromboflebitis)	Sucede a menudo en las venas superficiales. Si una vena profunda es afectada, un anticoagulante o intervención quirúrgica pueden ser necesarios. También puede ser resultado de una infección.
Irritación del recto (proctitis)	Causada por algunos tipos de quimioterapia. Ocurre más a menudo en la radiación. Usualmente es temporal.
Comezón (prurito)	Puede ser una reacción alérgica.
Daño en el riñón	Por lo general está vigilado y se deja de medicar.
Daño en el hígado	Usualmente es temporal pero puede ser un problema grave en pacientes que se someten a un trasplante de médula ósea.
Conteo bajo de glóbulos blancos (leucopenia)	Los dos tipos principales de glóbulos blancos son los linfocitos (linfopenia) y los granulocitos (granulocitopenia/neutropenia). El segundo tipo conlleva un alto riesgo de infección grave. El riesgo puede ser reducido usando citosinas y factores de crecimiento, descritos más adelante en este capítulo.
Pérdida del apetito (anorexia)	El cáncer también puede causar anorexia.
Pérdida de peso y masa muscular (cachexia)	El cáncer también puede causar cachexia.
Conteo bajo de plaquetas (trombocitopenia)	Debido a que las plaquetas son esenciales para la coagulación de la sangre, hay riesgo de sangrado. Por tanto, los medicamentos que reducen la coagulación, como la aspirina y los anti-inflamatorios no esteroideos, deben ser evitados. Pueden ser necesarias las transfusiones de plaquetas.
Disminución del número de glóbulos blancos (linfopenia)	El número de linfocitos usualmente regresa al nivel normal.

Continúa 🕮

Continuación 🖙

Debilidad muscular (miopatía)	En casos remotos, el cáncer puede ser la causa.
Náusea o vómito (emesis)	Emesis puede ser prevenida por medio de drogas antieméticas.
Daño en los nervios	Usualmente causa sensaciones anormales pero también debilidad. Puede ser lentamente reversible.
Llagas o úlceras en la boca o el intestino (estomatitis)	Usualmente temporal. Debe diferenciarse de la infección fúngica (afta).
Esterilidad (imposibilidad de tener hijos)	Las relaciones sexuales aún pueden ser posibles. Por tanto, la esterilidad no es lo mismo que la impotencia.

Resistencia al medicamento

En el Capítulo 2, mencioné que las células cancerosas que no tienen suministro adecuado de sangre les falta de oxígeno. Los medicamentos para curar el cáncer se mandan al tumor a través de la corriente sanguínea y no hay posibilidad de que esas *células hipóxicas* respondan a la quimioterapia (porque no pueden ser alcanzadas por la corriente sanguínea) hasta que parte del tumor sea eliminado. Un nuevo tipo de fármaco que destruye específicamente las células hipóxicas está ahora disponible. Es de suma utilidad tanto para la quimioterapia como para la terapia de radiación porque las células hipóxicas son resistentes a la radiación.

Algunas células cancerosas son resistentes a diversos medicamentos por razones bioquímicas. Es posible que no contengan el objetivo bioquímico apropiado, que sean capaces de descomponer la droga (*destoxificarla*) o de bombearla hacia fuera de la célula antes de que cause daño permanente. Quizá dichas células eran resistentes antes de comenzar el tratamiento o se volvieron resistentes durante éste. Algunas células cancerosas desarrollan resistencia a un solo medicamento; el régimen de la quimioterapia consiste en tres o cuatro diferentes clases de medicamentos y las células no tienen la posibilidad de ser resistentes a todos ellos. Sin embargo, ciertas células sí desarrollan resistencia a fármacos de diversas clases; lo que se denomina *resistencia a múltiples drogas* o *resistencia multidrogas* (RMD). Las causas de esa resistencia múltiple están siendo investigadas en el laboratorio, examinando nuevas terapias en pruebas clínicas que incluyen modificadores de drogas para poder superar ese tipo de resistencia a la quimioterapia.

Terapia de radiación

La terapia de radiación se lleva a cabo con poderosas máquinas de rayos X llamadas *aceleradores lineales*. La energía producida por los rayos de esas máquinas es aproximadamente mil veces más potente que la energía producida por las máquinas de rayos X utilizadas con propósitos de diagnóstico. La energía de los rayos terapéuticos es tan potente que mata al tumor y a otras células normales.

Hay algunas ideas equivocadas acerca de la radioterapia. Por ejemplo, pese a lo que hayas escuchado, las personas que han recibido terapia de radiación estándar no son radioactivas, no son una amenaza para los demás y no necesitan renunciar a sus actividades normales durante la terapia. La única excepción es un procedimiento llamado *braquiterapia* (explicada más adelante en este capítulo). Además, la radiación no se administra de manera indiscriminada por todo el cuerpo; sólo llega al lugar donde es dirigida.

Los tumores a los que se administra la radiación tienden a encogerse de manera lenta y pueden no desaparecer por completo durante meses después de terminado el tratamiento, y es así incluso en tumores curados mediante la radioterapia. Por tanto, es común que el estatus del tumor no sea revisado durante la terapia. En el momento apropiado, que por lo general empieza un mes después del tratamiento, se evalúa la respuesta del tumor mediante la repetición de los exámenes y pruebas que fueron usados para diagnosticar y estadificar el tumor.

Preparación

Antes de iniciar el tratamiento, el oncólogo radiólogo, con ayuda de un médico radiólogo y un experto en dosificación (*dosiometría*), desarrolla un plan para tratar el tumor y los tejidos que lo rodean mientras se reduce el daño ocasionado a los tejidos normales en el campo (o *puer-*

to) de irradiación. La planificación se lleva a cabo con una máquina llamada *simulador* que emplea rayos X de baja energía para diagnóstico. Con frecuencia, la simulación se efectúa con un escáner TC (tomografía computarizada), llamado CT-sim.

Durante el proceso de simulación, que dura cerca de una hora, el oncólogo radiólogo utiliza los resultados de los estudios de imágenes descritos en el Capítulo 3 y el conocimiento acerca de la historia natural del tumor del paciente para identificar los tejidos que deben ser irradiados, incluido el sitio local del tumor, el tejido regional (márgenes y ganglios linfáticos) y quizá un sitio "profiláctico". El término *radiación profiláctica* se refiere a la irradiación de un sitio en el cuerpo que no estaba involucrado en el tumor en un principio para evitar una reincidencia. Un ejemplo es la radiación del cerebro de pacientes con leucemia aguda para evitar que la enfermedad se extienda a los tejidos (meninges) que rodean al cerebro.

Después de hacer los cálculos necesarios, un bloque de plomo o Cerrobend es diseñado especialmente con la forma del área donde se va a llevar a cabo la terapia para poder proteger lo mayor parte posible del tejido normal. El bloque se coloca en la máquina de rayos X antes de cada tratamiento. El plan para el tratamiento y el bloque son transferidos al departamento de radioterapia, donde tecnólogos expertos en radiación (llamados oncólogos radioterapeutas) administran los tratamientos. Los rayos X llamados *radiografías de porta* se toman al menos una vez por semana para asegurarse de que el rayo del tratamiento y el cuerpo del paciente están alineados de manera apropiada. Debido a que las radiografías de porta son tomadas con la máquina del tratamiento, el detalle no es claro y el tumor no puede ser observado. Por tanto, esas radiografías no pueden ser utilizadas para medir la respuesta del tumor.

Con las nuevas técnicas en la terapia de radiación los terapeutas utilizan un escáner de tomografía computarizado (TC) que les ayuda a definir el objetivo. En lugar de usar bloques, los nuevos aceleradores lineales pueden dar forma al campo de tratamiento usando un colimador de hojas múltiples. Llamada con frecuencia *radioterapia 3D* o *radioterapia conformada en tres dimensiones,* esta nueva tecnología es utilizada para tratar diversos sitios de las enfermedades, en especial la glándula de la próstata, los pulmones y el cerebro. La primera parte del tratamiento puede incluir rayos X profundos, en tanto que la segunda incluiría electrones que penetran sólo a cierta profundidad. El experto en dosimetría calcula la mezcla correcta de rayos y electrones.

La nueva tecnología de radioterapia se combina con los nuevos avances en imágenes mediante el uso de la tomografía axial computarizada o TAC (TC *scans*), las imágenes RM, la tomografía por emisión de positrones o TEP (PET *scans*), los estudios TEP-TAC (TEP-CT scans) y otros medios que permiten alta precisión. Dicha precisión permite al oncólogo de radiación administrar al tumor una dosis más alta y una más baja a los tejidos normales. La nueva tecnología usada para llevarlo a cabo incluye la *terapia de radiación de intensidad modulada* (IMRT, por sus siglas en inglés), la Tomografía®, el Cyberknife®, el Gammaknife®, la *radioterapia estereotáctica* (SRT, por sus siglas en inglés) y la *radio cirugía estereotáctica* (SRS, por sus siglas en inglés). Las máquinas que usan rayos de protones tienen propiedades únicas para enfocar el rayo con precisión, lo cual es útil particularmente en objetivos pequeños como lesiones cerebrales en niños, por ejemplo. El uso de planificación computarizada permite ese tipo de precisión; por tanto, es crítico localizar el tumor con exactitud y restringir, o responsabilizarse por, el movimiento del paciente y del órgano interno. Los oncólogos y los médicos de la radioterapia están continuamente mejorando dichas técnicas.

Dosis y programación

El número preciso de tratamientos dependerá de la dosificación total de la radiación administrada, que será determinado por el oncólogo radioterapeuta con base en el tipo y tamaño del tumor, así como el uso de terapia de modalidad combinada. El término *Gray* (abreviado *Gy*) se usa para indicar el número de unidades en el total de la dosificación y en dosis individuales. Usualmente, el tratamiento es administrado cinco días por semana durante cinco a siete semanas (de 25 a 35 días), de nuevo, según el tipo y tamaño del tumor. En varios casos, el campo de radiación es más o menos amplio durante los tratamientos iniciales y más tarde se reduce para evitar el tejido normal circundante y apuntar al tumor (llamado campo *cónico).*

El término *fraccionamiento* describe la programación de dosis diarias. Por ejemplo, si el oncólogo determina que un paciente requiere una dosificación total de 60 Gy (por lo general las dosis son de 40 a

75 Gy), la dosis diaria común o fracción será de 1.8 a 2.0 Gy. El término *hiperfraccionamiento* se usa cuando un paciente está programado para recibir dos dosis diarias por un total de 70 a 80 Gy. En este caso, cada dosis es reducida a 1.1 a 1.6 Gy para producir menos daño en los tejidos normales. Por otra parte, el *hipofraccionamiento* se usa para tratar un tumor que ha producido metástasis o en algunos casos con tumores avanzados localmente, cuando el paciente puede requerir sólo una dosis total de 30 a 40 Gy. Menos fracciones pero de mayor tamaño se usan para poder reducir el tiempo que requiere el tratamiento. Ese paciente recibiría una dosis mayor diariamente de 3 a 4 Gy, durante 4 o 5 días por semana, pero usualmente durante sólo 2 o 3 semanas. Programas acortados como éste están siendo investigados para el tratamiento de cáncer mamario temprano. El tratamiento se llama *radiación parcial de mama* o PBI, por sus siglas en inglés.

En la radioterapia, el término *intensidad de dosis* (total de dosis dividido por el número total de semanas) se utiliza para expresar el concepto de que los pacientes con algunos tipos de tumores deben recibir la máxima radiación posible en el menor tiempo posible porque la eficacia del tratamiento puede depender de haber completado el tratamiento antes de que el tumor comience a crecer de nuevo. Ese tipo de radioterapia se llama *fraccionamiento acelerado*. Mientras la terapia fraccionamiento estándar administraría 70 Gy en 7 semanas, la acelerada podría ser de 70 Gy en 5 semanas.

Administración

La terapia de radiación requiere equipo de alta especialización, así como máquinas y técnicas actualizadas. Sin embargo, debido a que la radioterapia es similar a la cirugía, en cuanto a que está enfocada en una parte específica del cuerpo, la habilidad del oncólogo radiólogo para determinar qué parte del cuerpo tratar es más importante que la marca del equipo que usa. El paciente necesita confiar en la experiencia del oncólogo respecto a qué hospital le puede administrar el tratamiento de la manera más segura y efectiva. La marca del equipo que es utilizado o si al paciente le gusta la decoración del lugar o si está en una ubicación conveniente no son puntos tan importantes como un tratamiento seguro y eficiente.

Efectos secundarios

Los efectos secundarios asociados con la radiación dependerán de la parte del cuerpo que es irradiada. Algunos de ellos aparecen en la lista del cuadro 4 (el cuadro 5 al final del capítulo incluye otros términos médicos). Ningún paciente sufrirá todos los efectos secundarios. Tu oncólogo y el personal de radiación te hablarán sobre los efectos secundarios que pudieras tener. Además, todos los detalles estarán incluidos en el formato para tu consentimiento que firmarás antes del tratamiento.

Aunque el propósito de la radioterapia es eliminar las células del tumor, es inevitable que el tratamiento mate también algunas de las células normales. Si un número adecuado de células madre aún permanecen en el tejido normal, reproducirán células nuevas. Hay información disponible, con respecto a todos los órganos, acerca de la *dosis de tolerancia* de radiación que puede ser administrada. Por lo general es posible mantenerse por debajo de la dosis de tolerancia; sin embargo, el daño posterior a los tejidos normales siempre significa un riesgo por la necesidad que existe de administrar una dosis de radiación que elimine las células del tumor. La dosis utilizada y la selección del volumen de tejido normal a ser tratado producen menos de 1 a 5 por ciento de riesgo de un efecto tóxico grave. Parte del daño posterior puede ser reparado por medio de cirugía; por ejemplo, un daño en el intestino. En algunas situaciones un efecto tardío puede preverse; por ejemplo, si un individuo está programado para recibir terapia de radiación en el abdomen bajo o pelvis, quizá desee guardar esperma en el banco antes del tratamiento porque el conteo bajo de espermatozoides es un efecto secundario de su tratamiento.

Cuadro 4. Efectos secundarios comunes de la terapia de radiación

Efecto secundario	*Comentarios*
Sangre en la orina	Usualmente temporal.
Daño en el músculo del corazón (cardiomiopatía) o membrana del corazón (pericardio)	Puede ser causado por la irradiación al corazón.

Continúa 🐾

Continuación 🕮

Daño al hígado (toxicidad hepática)	Usualmente es temporal.
Dificultad para orinar (disuria)	Puede ocurrir cuando el área pélvica es irradiada.
Sequedad en la boca (xerostomía)	Ocurre con la terapia en la boca y glándulas salivales. Debido a que la xerostomía puede ocasionar caries dentales, la higiene dental debe ser planeada con cuidado.
Fatiga	Es un efecto secundario común del tratamiento.
Necesidad frecuente de vaciar la vejiga o el intestino (urgencia)	Usualmente es temporal.
Pérdida de cabello (alopecia)	La pérdida se localizará en el campo de radiación. Puede ser permanente si se usa una dosis alta de radiación.
Impotencia	Puede ser temporal o permanente. No es igual que la esterilidad, que es inhabilidad de tener hijos.
Falta de control urinario o de esfínteres (incontinencia)	Puede ser temporal o permanente.
Inflamación de los intestinos (enteritis)	También puede ser causada por una infección.
Irritación de la vejiga (cistitis)	También puede ser un síntoma de cáncer en la vejiga.
Irritación del recto (proctitis)	Puede ocurrir con la radiación a la pelvis. Aunque usualmente temporal, la proctitis puede persistir.
Irritación o inflamación de la piel (dermatitis)	Puede consistir de sarpullido, ampollas o sensibilidad a la luz. Los síntomas usualmente desaparecen en una semana. Debe usarse filtro solar para proteger la piel irritada.

Continúa 🕮

Continuación 🖝

Disminución del número de glóbulos blancos (leoucopenia)	El número de glóbulos blancos regresa a la normalidad.
Llagas o úlceras en la boca o intestinos (estomatitis)	Es común en la radioterapia y la quimioterapia. Usualmente sana pronto. Es importante la buena nutrición.

Tipos especializados de la radioterapia

En un procedimiento llamado *braquiterapia*, se coloca un implante radioactivo directamente en una cavidad del cuerpo, como en el útero, así como en un tejido, como en la próstata, el seno o en la cabeza o el cuello. El implante puede ser colocado temporalmente (por lo general de 2 a 4 días) o de manera permanente. Un implante temporal puede hacerse tratando a la persona como paciente externo mediante varias visitas a la clínica o internando a la persona en el hospital unos cuantos días. Por razones de seguridad, las horas que pasan las visitas con el paciente pueden estar restringidas. Con el tiempo, la radioactividad en el implante permanente decae hasta no quedar nada. Los implantes permanentes usualmente utilizan radiación de baja energía y, por lo general, es seguro estar cerca de la persona. A los pacientes se les dan instrucciones específicas respecto a las visitas de parientes y amigos.

Algunos tipos de cáncer son tratados con moléculas radioactivas. Pueden ser administradas por medio de inyecciones o tomadas por la boca. Por ejemplo, el yodo radioactivo se usa para tratar tumores relacionados con la glándula tiroides (como en el caso de Betty en el Capítulo 3) y el estroncio radioactivo se usa para tratar cáncer que ha producido metástasis en el hueso.

Terapia adyuvante

Después de haber tratado con éxito a una persona con cáncer, la terapia primaria puede ser seguida por una *terapia adyuvante* para prevenir que la enfermedad repita; o las dos terapias (adyuvante y primaria) pueden ser administradas simultáneamente. El tratamiento adyuvante puede ser quimioterapia, radioterapia o terapia hormonal.

Un avance importante en las últimas décadas es el descubrimiento de que el tratamiento adyuvante sistémico administrado a mujeres con cáncer de mama después de tratar el seno, aumenta tanto la supervivencia global como la supervivencia libre de enfermedad. En el caso de cáncer de mama, elegir un tratamiento adyuvante para un paciente individual depende de: 1) el tamaño y características patológicas del tumor primario, 2) el estatus de la menopausia, 3) la presencia o ausencia de receptores de estrógeno en las células, 4) la presencia o ausencia de células malignas en los ganglios linfáticos y el número de ganglios involucrados, así como 5) el perfil molecular del tumor.

En la historia del segundo paciente en el Capítulo 9, por ejemplo, Jane S. decidió, después de su lumpectomía que no se haría una mastectomía. Sin embargo, debido a que uno de sus ganglios linfáticos estaba involucrado, decidió someterse a quimioterapia adyuvante y radioterapia para eliminar cualquier célula cancerosa en su cuerpo y así reducir el riesgo de que volviera el cáncer.

Trasplante de médula ósea y rescate de célula madre periférica

Algunos regímenes de quimioterapia son tan intensos y tóxicos para la médula ósea que la médula tiene que ser reconstruida usando células madre del mismo paciente o de otra persona. Con algunos tratamientos novedosos, los doctores aprovechan la respuesta inmune de las células del donante para combatir el cáncer del paciente y así "rechazar" la enfermedad; el trasplante de médula ósea es usado como parte del tratamiento contra el cáncer. Ese procedimiento se llama efecto "injerto-*versus*-tumor". Antes del trasplante, los pacientes son hospitalizados y sometidos a dosis extremadamente altas de quimioterapia y en algunos casos, además, a radioterapia en todo el cuerpo. Dichos tratamientos matan células cancerosas pero son tan tóxicos para la médula ósea que los pacientes tienen que ser aislados para protegerlos de alguna infección.

Un TMO puede realizarse en una de dos maneras: mediante el uso de las células madre del paciente (un *trasplante autólogo*) o usando las células de otra persona (un *trasplante alogénico o alotrasplante)*. Cualquiera de los dos procedimientos puede utilizar células madre derivadas de la sangre periférica o de la médula ósea. Para el trasplante de médula se necesitan cultivar las células de médula ósea bajo anestesia. En un trasplante autólogo, usando células madre periféricas, antes de recibir la dosis alta de quimioterapia, se inyecta al paciente con un factor de crecimiento que estimula la producción de células madre en la médula ósea para que circulen en la corriente sanguínea. Esas células son cultivadas mediante un proceso llamado aféresis y almacenadas. Después de que la quimioterapia es completada, las células son infundidas en el paciente.

En el caso de un alotrasplante, el donante suele ser un pariente cercano, como padre, madre, hermano o hermana (en ocasiones un extraño), cuyo tejido, no tipo de sangre, tiene similitud cercana con el tejido del paciente. Debido a que el sistema inmunológico del ser humano es complejo en extremo, encontrar un donante adecuado no es fácil. Por tanto, los registros nacionales e internacionales contienen los nombres de millones de personas que han aceptado ser donantes potenciales (por ejemplo, el programa nacional de donantes de médula en Estados Unidos [*National Marrow Donor Program*]).

Cuando la quimioterapia termina, la médula del donante es inyectada al paciente y todos esperan para ver si el injerto "prende". Cuando el TMO alogénico es exitoso, las células madre del donante proliferan y se reproducen en el paciente. Es raro que el injerto no pegue; es más común, incluso, cuando el donante es un pariente con tejido compatible, que las células inmunes del donante ataquen al paciente y causen problemas en la piel, el hígado y el tracto intestinal. Esa enfermedad, llamada *injerto versus huésped*, es tratada con fármacos que suprimen el sistema inmune. Como vimos antes, algunos tratamientos para el cáncer aprovechan ese efecto injerto *versus* tumor.

Factor de crecimiento y terapia hormonal

En el Capítulo 2 hablé sobre hormonas, factores de crecimiento y citocinas usados por las células para comunicarse conectándose a los receptores en la superficie de otras células. Esos factores de crecimiento tienen bastante uso en regímenes de tratamientos estándar y en trasplantes de médula ósea. Algunos factores de crecimiento ayudan a los glóbulos rojos, glóbulos blancos y plaquetas a recuperarse durante y después de la quimioterapia o la radioterapia. Los factores de crecimiento de la médula ósea en uso incluyen los factores estimulantes de colonias G-CSF (filgrastim [Neupogen®] y pegfilgrastim [Neulasia®]) y GM-CSF (sargramostim [Leukine®]), que estimulan la producción y la función de glóbulos blancos; trombopoietin (TPO) y oprelviken (interleukin [IL]-11, Neumega®) que estimula la producción de plaquetas; y eritropoietin (Epogen®), que aumenta la producción de glóbulos rojos.

Ciertos tipos de cáncer responden a las hormonas de modo semejante a la manera como responde el tejido normal. Por tanto, cambiar el ambiente hormonal de un tumor puede causar que el tumor se encoja. Por ejemplo, los tumores en el seno se pueden encoger cuando se elimina el estrógeno, y los tumores en la glándula prostática se pueden encoger cuando se elimina la testosterona. Esas hormonas sexuales pueden ser eliminadas por medio de cirugía eliminando su fuente, o, más a menudo, bloqueando su efecto con fármacos (antihormonas). Ambos métodos tienen mínimos efectos secundarios y, cuando es posible, se usan antes que recurrir a la quimioterapia estándar. Por ejemplo, algunos estudios de mujeres con cáncer en el seno sugieren que quienes tienen más riesgo de producir metástasis (las mujeres que tienen un tumor local grande o que incluye los ganglios linfáticos) responden a los fármacos que bloquean la habilidad que tiene el estrógeno de conectarse con sus receptores en las células cancerosas. De manera similar, las drogas llamadas antiandrógenos, que bloquean el efecto de las hormonas masculinas, a menudo son usadas para hombres con cáncer prostático biológicamente agresivo.

El cuadro 5 resume los efectos secundarios del tratamiento y la terminología médica. Existe un sistema detallado de calificaciones llamado criterios de terminología común para sucesos adversos o CTCAE, por sus siglas en inglés (*Common Terminology Criteria for Adverse Events*), que puede encontrarse en la página de la red de Internet de NCI (http://ctep.cancer.gov/forms/CTCAEv3.pdf). No incluye todos los efectos secundarios posibles pero tiene los más comunes. Los efectos secundarios dependerán del tratamiento particular y la mayoría desaparecerán con el tiempo.

Cuadro 5. Algunos efectos secundarios del tratamiento por sistema de cada órgano y terminología médica

Sistema del órgano	Efectos secundarios y terminología médica
General	Fatiga. Pérdida de apetito (anorexia). Náuseas y vómito (emesis). Pérdida de peso (cachexia).
Trasplante de médula ósea y sistema inmune	Supresión del valor normal del conteo. Conteo bajo de plaquetas (trombocitopenia). Conteo bajo de glóbulos blancos (leucopenia). Conteo bajo de células que destruyen los agentes infecciosos (granulocitopenia). Conteo bajo de células inmunes (linfopenia). Conteo bajo de células portadoras de oxígeno (anemia).
Glándulas endocrinas: tiroides, adrenales, pituitaria, ovarios, testículos	Disminución en la producción de hormonas.
Ojo	Ojos rojos (conjuntivitis). Sequedad de ojos debido a una lesión del lagrimal. Exceso de lagrimeo. Pérdida de la visión o visión anormal de color (retinopatía).
Genitales femeninos: Ovarios	Disminución en la fertilidad (esterilidad). Disminución en la producción de hormonas (bochornos). Pérdida de la función menstrual.
Vagina	Sequedad en la vagina.
Tracto gastrointestinal Boca	Llagas, úlceras (estomatitis). Daño en la dentadura y encías.
Glándulas salivales	Sequedad en la boca (xerostomía).

Continúa ☞

Continuación 👉

Esófago	Dificultad para tragar (disfagia).
Estómago	Ulceración (gastritis).
Intestinos	Diarrea, quizá con sangre; inflamación (enteritis).
Recto	Irritación (proctitis). Defecar sin aviso (urgencia rectal). Pérdida de control de esfínteres (incontinencia).
Corazón	Daño muscular (cardiomiopatía). Inflamación de la membrana que rodea al corazón (pericarditis). Ritmo anormal (arritmia). Daño a las arterias coronarias.
Riñón, vejiga	Irritación de la vejiga (cistitis). Incomodidad al orinar (disuria). Tener que orinar a menudo (frecuencia). Orinar sin aviso (urgencia urinaria). Sangre en la orina (hematuria).
Hígado	Función anormal (hepatitis o enfermedad veno-oclusiva).
Lung	Falta de aire (disnea). Irritación en la pleura (pleuritis). Irritación en la traquea – tos seca. Cicatrización (fibrosis pulmonar). Inflamación o infección (neumonía o neumonitis).
Genitales masculinos	Disminución en el conteo de esperma (infertilidad, esterilidad). Inhabilidad para tener erección (impotencia).
Sistema nervioso central – cerebro	Falta de concentración.
Oído	Pérdida del oído (usualmente de tonos graves). Puede ser por exceso de cera en el oído (cerumen).
Olfato, gusto	Anormal o pérdida (usualmente se presenta con sequedad de boca).

Continúa 👉

Continuación 🔖

Nervios periféricos o espina dorsal	Pérdida de la sensación. Sensación anormal (neuropatía). Pérdida de función (paresis o parálisis).
Piel y estructuras relacionadas	
Piel	Coloración de la piel (eritema); infección (celulitis); comezón (prurito); inflamación (dermatitis).
Cabello	Caída del cabello (alopecia).
Glándulas sudoríparas	Sequedad de piel.
Venas	Coágulo (trombosis); o inflamación de vena (flebitis).
Tejido blando y músculo	Cicatrización (fibrosis); rigidez. Debilidad muscular (miopatía).

Los tratamientos descritos en este capítulo –tanto los de estándares antiguos como los novedosos– están disponibles gracias a la labor realizada por los investigadores del cáncer, quienes han trabajado para desarrollar nuevas terapias, más efectivas y menos tóxicas, y a los pacientes, quienes han accedido en participar en las pruebas clínicas. El capítulo siguiente describe el campo emergente de la terapia molecular dirigida y el Capítulo 8 explica en detalle cómo se desarrollan y se prueban las terapias nuevas y cuáles pacientes considerarían involucrarse seriamente en ese trabajo.

CAPÍTULO 7

Terapia molecular dirigida

Las inversiones para realizar investigaciones básicas, la tecnología innovadora y las personas talentosas que conducen tanto la investigación como el desarrollo han introducido la era de la medicina molecular. Esto influirá en cada aspecto de la medicina pero quizá a ningún otro afectará tan visiblemente y de modo tan impresionante como al cáncer.

Se ha demostrado que deben existir tres funciones anormales en al menos cuatro sistemas principales para que una célula se vuelva cancerosa. Al inicio del siglo XXI, Hanahan y Weinberg utilizaron la clasificación siguiente para describir el estado de la ciencia en ese momento:

- Potencial ilimitado de repercusión.
- Autosuficiencia en señales de crecimiento.
- Insensibilidad ante señales de no crecimiento.
- Evasión de apoptosis.
- Invasión de tejido y metástasis.
- Angiogénesis sostenida.

También señalaron que el cáncer incluye tanto la célula cancerosa y los tejidos circundantes, o microenvolventes, además de las células del tejido conectivo, las células inflamatorias, los vasos sanguíneos y otras células epiteliales normales. De manera que el cáncer es un sistema problemático (como fue mostrado en la ilustración 2), que incluye la célula que sufre mutaciones, igual que sus vecinas.

Conforme los científicos aprenden más acerca de los mecanismos fundamentales y las rutas que construyen el cáncer, serán desarrollados los tratamientos selectivos para tratar un defecto o lesión específica. Para construir el conocimiento básico en el Capítulo 2 con antecedentes adicionales del Apéndice A, la ilustración 8 muestra el concepto detrás del tratamiento molecular para el cáncer. Para acercar los avances de laboratorio al paciente son necesarios los físico-científicos que

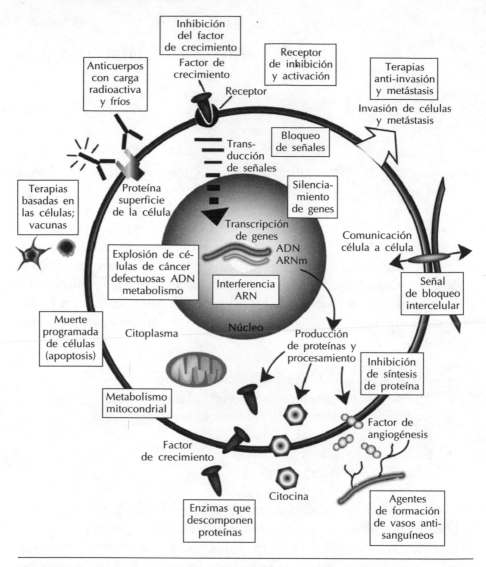

Ilustración 8. Rutas potenciales que son el objetivo de la terapia molecular contra el cáncer

En cada uno de los procesos y rutas, numerosas moléculas pueden ser el objetivo. Varios fármacos cuyo objetivo son las moléculas están siendo desarrolladas en el laboratorio, y pruebas clínicas conducidas por la investigación traslacional las están poniendo al alcance de los pacientes. Para una mejor comprensión de los resultados en los pacientes, muestras de tejido deben ser obtenidas antes, durante y después del tratamiento.

son expertos en la ciencia básica y la investigación clínica. Este acercamiento entre paciente y científico se conoce como *investigación traslacional*.

La ilustración 8 muestra algunas de las rutas generales que son objetivos potenciales para una terapia molecular. Varios puntos merecen ser destacados:

- Hay varias maneras para que una ruta pueda ser defectuosa, de manera que será necesario utilizar algunos fármacos para golpear eficazmente la misma ruta.
- Las rutas en una célula forman una compleja red, de manera que hacer un cambio en una ruta puede tener varios efectos. Técnicas de la biología molecular, como la *genómica*, los *microarreglos* y la *proteómica* (ve el Apéndice A) ayudan a los científicos a definir los múltiples defectos y cambios que ocurren en el cáncer.
- Los fármacos cuyo objetivo son las moléculas pueden no eliminar células, de manera que para que sean más efectivas, son utilizadas en combinación con las terapias convencionales de quimioterapia y radiación.
- El objetivo puede ser la célula de cáncer, pero también el tejido componente normal dentro del cáncer. Ejemplos de esto incluyen las células de soporte (llamadas células del tejido *estroma*), células inmunes o vasos sanguíneos. (Las células del tejido estroma y las inflamatorias producen factores de crecimiento que permiten la proliferación e invasión de la célula maligna.)
- Técnicas novedosas de la imagenología molecular, están siendo desarrolladas. Dicha técnica incluye todas las tecnologías estándares disponibles, novedosos agentes para las imágenes, nuevas secuencias para la utilización de las técnicas estándares de imagenología y tecnologías completamente nuevas, como la *nanotecnología*. La nanotecnología incluye minúsculos objetos o partículas que pueden ser utilizadas para la imagenología, el suministro de fármacos y, algún día, quizá sea posible que restaure o repare tejido.

El cuadro 6 lista algunas de las terapias moleculares que están en uso. Varias de tales terapias están aún en investigación, mientras que otras ya han sido aprobadas por FDA. Ésta es sólo una lista parcial y, desde luego, cambiará drásticamente en los años por venir. Si deseas saber más acerca de una droga o fármaco específico, la siguiente página en

la red de Internet puede serte útil: www.nci.nih.gov/drugdictionary/.
Más información general sobre el tratamiento del cáncer puede ser
hallada en: www.nci.nih.gov/cancertopics.

Cuadro 6. Ejemplos de terapias moleculares dirigidas

Objetivo molecular	Terapia	Tipo de cáncer tratado en pruebas clínicas
Anticuerpo, frío (no radiactivo)	Anti-Her 2: trastuzumab (Herceptin®)	Cáncer de mama
	Anti-CD20: rituximab (Rituxin®)	Linfoma
Anticuerpo, con carga radioactiva	Anti-CD20: tositumomab (Bexxar®); ibritumomab tiuxetan (Zevalin®)	Linfoma
Factor de crecimiento anticuerpo receptor	Factor de crecimiento receptor epidermal (EGFR): cetuximab, C225 (Erbitux®)	Cáncer de pulmón; cáncer de cabeza y cuello
Factor de crecimiento receptor activador-inhibidor metabólico	EGFR-ZD1836: gefitinib (Iressa®); erlotinib (Tarceva®)	Cáncer de pulmón; cáncer de cabeza y cuello y otros
Factor de crecimiento inhibidores y multi-objetivos	Inhibidor VEGF: sorafenib (BAY 43-9006)	Cáncer de células renales
Transducción de señal	imatinib (Gleevec®)	Leucemia mieloide crónica; tumores del estroma gastro-intestinal (GIST)
	Inhibidores mTOR: temsirolimus (CCI-779)	Cáncer de mama, linfoma
Localización y transporte de proteínas	Inhibidores farnesyl trans-ferase: tipifarnib (Zarnestra®); lonafarnib (Sarasar®)	Cáncer de pulmón, de mama, leucemia

Continúa

Continuación 🐿

Transporte de proteínas	geldanamycin (17-AAG)	Cáncer de mama, melanoma
Descomposición de proteínas	PS341; bortesomib (Velcade®)	Mieloma múltiple
Ciclo celular inhibidores	CDK (cyclin dependent kinase) inhibidores: flavopiridol, staurosporine, UCN-01	Linfoma
Agentes anti-angiogénicos (anti-vasos sanguíneos)	talidomina	Mieloma múltiple
	bevacisumab (Avastin®)	Cáncer colo-rectal
Anti-invasión y metástasis	Inhibidores matrix metalloproteinase: marmistat	
Silenciamiento celular	Methylation: azacytidine (Vidaza®); histone acetylation: inhibidores HDAC, depsipeptide, SAHA	Síndrome de mielodisplasia
Vacunas para tratamiento	Vacuna PSA; vacuna CEA, CEA-TRICOM	Cáncer de próstata, cáncer gastrointestinal
Vacuna para la prevención de la enfermedad	Vacuna HPV	Cáncer cervical
Quimicoprevención; antiinflamación	Inhibidores COX	

Como puedes ver, los enfoques del cáncer están cambiando drásticamente debido al uso de las técnicas de la biología molecular, bioindicadores, imagenología novedosa, identificaciones y perfil molecular y la terapia molecular, que con frecuencia es usada en conjunto con las terapias más estándares. Para tener acceso a esos nuevos tratamientos en una etapa temprana debes participar en un estudio clínico. Las pruebas clínicas serán descritas en el Capítulo 8.

CAPÍTULO 8

Pruebas de investigación clínica: de qué tratan

Para que mañana proporcionemos mejores tratamientos de los que tenemos hoy, se necesitan avances en el conocimiento. Todos los avances en el tratamiento del cáncer proceden de pruebas clínicas conducidas de manera cuidadosa y detallada. Las pruebas clínicas proveen tratamientos bien pensados, diseñados para ayudar a los oncólogos a desarrollar procedimientos superiores. El presente capítulo explica los detalles de dichas pruebas y la importancia que tienen en las políticas del cuidado de la salud.

Gran parte de la información utilizada por los doctores para tomar decisiones proviene de su experiencia personal y de atender a sus pacientes o de la experiencia de un grupo de doctores en un centro médico que publicaron un artículo en una revista médica sobre el tratamiento que emplearon con sus pacientes y el resultado de ese tratamiento. Ambas fuentes de información se consideran *pruebas en retrospectiva* y, hasta cierto punto, son útiles. Sin embargo, la información más valiosa proviene de *pruebas clínicas en perspectiva,* diseñadas cuidadosamente por médicos y especialistas en estadísticas para responder una pregunta específica. Debido a que nos hallamos en una era de medicina basada en evidencias, tanto la toma de decisiones como el reembolso de las aseguradoras, dependerán cada vez más de los datos recopilados por las pruebas clínicas en perspectiva.

Las pruebas clínicas en perspectiva se fraccionan en dos categorías generales: *pruebas de desarrollo* y *pruebas comparativas aleatorias.* En las pruebas clínicas de desarrollo, llamadas también pruebas de fase I y fase II, nuevos tratamientos desarrollados en el laboratorio son probados en grupos pequeños de pacientes. Un tratamiento nuevo puede tener más efectos secundarios que uno viejo, por lo que debe ser investigado con detenimiento. Si los resultados lucen prometedores, el nuevo tratamiento es probado mediante una *prueba comparativa aleatoria,* que, por lo general, incluye un número grande de pacientes.

Ese tipo de pruebas, también llamada fase III, representa la mejor manera de saber con certeza si un tratamiento nuevo es mejor que uno viejo.

Pruebas clínicas de fase I y fase II

Una prueba de fase I está diseñada para determinar la dosis apropiada y la programación de las dosis en un tratamiento nuevo, así como para determinar los efectos secundarios. La dosificación es elegida de acuerdo con los resultados de la investigación del laboratorio. Por lo general, en las pruebas de fase I el tipo de cáncer no es importante; por tanto, los pacientes con diversos tumores malignos reciben el mismo tratamiento. A medida que más pacientes son incluidos en el estudio, la dosificación se aumenta con precaución. Aunque las pruebas en la fase I no se llevan a cabo para investigar la efectividad de un tratamiento, los tumores de los participantes en estas pruebas podrían tener una respuesta excelente. Dependiendo de los resultados de la prueba, los investigadores procederán a conducir la prueba de fase II.

El propósito de las pruebas clínicas de fase II es determinar si el tratamiento nuevo reduce un tipo específico de tumor. Para probar la efectividad, el tratamiento es administrado a un pequeño grupo de 30 pacientes con la misma enfermedad. Cuando la prueba es completada (alrededor de un año) los resultados se comparan con los resultados en un grupo de pacientes que en el pasado recibieron el tratamiento estándar en el hospital donde se condujo la prueba de fase II. Esos grupos comparativos son llamados de control histórico. Debido a que sólo un número limitado de pacientes participan en la prueba de fase II, el índice de respuesta puede ser inexacto y, por tanto, no se utiliza para predecir el índice de respuesta global. El nuevo tratamiento puede probar ser un avance importante o podría no ser mejor que el tratamiento estándar; la única manera de averiguarlo es comparar los dos tratamientos en una prueba de fase III. En la era de la medicina molecular, las respuestas a menudo son evaluadas usando bioindicadores o imágenes además de los criterios de la respuesta estándar descrita abajo.

Nivel de evidencias en pruebas clínicas

En la era de la medicina basada en evidencias, las recomendaciones acerca de un tratamiento están basadas en la evidencia de las pruebas clínicas y en los reportes escritos por otros médicos. Las pruebas varían según el diseño del estudio, el número de pacientes y resultados finales. Los estudios pueden clasificarse en orden según lo útil que serán los resultados para determinar si un tratamiento nuevo es aceptable o cuándo el uso clínico de un nuevo medicamento será aprobado. Varios tipos de pruebas son necesarias para hacer de una ciencia nueva parte de la rutina, y facilitar el reembolso por el cuidado médico. El siguiente resumen de la página del instituto nacional de cáncer (*NCI, Physicians Data Query* [www.nci.nih.gov/cancertopics/pdq/levels-evidence-adult-treatment]) está incluido para darte un marco de referencia de cómo son tomadas las decisiones respecto a la integración de nuevos tratamientos en el cuidado médico.

I. Fuerza en el diseño del estudio (en orden descendente):
1. Pruebas clínicas controladas aleatorias.
    i. Doble ciego (el tratamiento se determina por medio de computadora, ni el paciente ni el médico saben si el paciente recibe el tratamiento o un placebo).
    ii. No ciego (el tratamiento se determina por medio de una computadora. El paciente y el médico saben si el paciente está recibiendo el tratamiento o un placebo).
2. Pruebas clínicas controladas no aleatorias.
3. Series de casos.
II. Fuerza de los resultados finales (en orden descendente):
1. Mortalidad total (o supervivencia global a partir de un tiempo definido).
2. Mortalidad por causas específicas (o mortalidad por causas específicas a partir de un tiempo definido).
3. Calidad de vida evaluada cuidadosamente.
4. Sucedáneos indirectos.
    i. Supervivencia libre de enfermedad.
    ii. Progresión libre de enfermedad.
    iii. Índice de respuesta del tumor.

El sistema de recomendaciones y clasificaciones en la administración de tratamientos empleados por el equipo de trabajo de servicios preventivos en Estados Unidos o USPSTF, por sus siglas en inglés (*U.S. Preventive Services Task Force*) está incluido a continuación; se encuentra en la página de la red de Internet de *Agency for Healthcare Research and Quality* (agencia de investigación y calidad para el cuidado de la salud) (www.ahrq.gov/clinic/ajpmsuppl/harris3.htm).

Recomendaciones y clasificaciones de USPSTF

El equipo de trabajo de USPSTF califica sus recomendaciones para el uso de tratamientos médicos de acuerdo con una de cinco clasificaciones (A, B, C, D, o I) que reflejan la fuerza de la evidencia y magnitud de los beneficios netos (beneficios menos daños) del estudio utilizado para determinar la recomendación:

A. USPSTF recomienda con firmeza que los médicos provean [el servicio] a pacientes aptos. USPSTF encontró evidencias palpables de que [el servicio] tiene resultados de mejoras importantes en la salud y concluye que los beneficios superan a los daños.

B. USPSTF recomienda que los médicos provean [el servicio] a pacientes aptos. USPSTF al menos encontró evidencias aceptables de que [el servicio] tiene resultados de mejoras importantes en la salud y concluye que los beneficios superan a los daños.

C. USPSTF no hace recomendación a favor o en contra de la provisión rutinaria [del servicio]. USPSTF al menos encontró evidencias aceptables de que [el servicio] puede mejorar el resultado de la salud, pero concluye que la diferencia entre beneficios y daños es demasiado estrecha para justificar una recomendación general.

D. USPSTF hace una recomendación en contra de la provisión rutinaria [del servicio] a pacientes asintomáticos. USPSTF encontró al menos una evidencia aceptable de que [el servicio] es ineficaz o que los daños superan a los beneficios.

I. USPSTF concluye que la evidencia es suficiente para recomendar a favor o en contra de la provisión rutinaria [del servicio]. No hay evidencia de que [el servicio] sea eficaz, o sea de mala calidad o conflictivo, además de que la diferencia entre los beneficios y los daños no puede ser determinada.

Mediante un sistema similar al de PDQ, la clasificación de la evidencia del USPSTF es (en orden de fuerza descendente):

- Nivel I: Evidencia obtenida de al menos una prueba controlada aleatoria diseñada de manera apropiada.
- Nivel II-1: Evidencia obtenida de pruebas controladas no aleatorias bien diseñadas.
- Nivel II-2: Evidencia obtenida de estudios analíticos de control de casos bien diseñados, preferiblemente realizados en más de un centro o grupo de estudio. (Estas pruebas tienen metodología específica, los detalles de la cual no son importantes en la presente explicación.)
- Nivel II-3: Evidencia obtenida de series múltiples con o sin intervención. Resultados drásticos obtenidos en circunstancias sin control también podrían ser considerados en este tipo de evidencia.
- Nivel III: Opiniones de autoridades respetables, basadas en experiencia clínica, estudios descriptivos o reportes de comités de expertos.

Pruebas clínicas de fase III

Cuando una prueba de fase III es planeada, usualmente están involucrados varios pasos. Primero, un grupo de investigadores, bajo el liderazgo de un investigador principal, decide la pregunta que habrá de ser contestada por la investigación. Los miembros del grupo anotan sus ideas en un documento llamado *hoja de conceptos*, la cual es revisada por un comité de revisión científica (*Scientific Review Committee*), compuesto por miembros de la institución responsable de la investigación. Cada vez hay más partidarios participando en la planificación de pruebas clínicas. La institución puede ser un hospital, un centro para tratar cáncer o un grupo cooperativo nacional (*Cooperative Group*) integrado por doctores, especialistas en estadísticas y gerentes de datos de diversas instituciones que obtienen fondos del instituto nacional de cáncer (*National Cancer Institute*). Algunas pruebas de fase III (y pruebas "después del mercadeo" de fase IV) están patrocinadas por compañías farmacéuticas. Debido a que la mayoría de las pruebas de fase III incluyen a cientos de pacientes e implican una tremenda cantidad de tiempo, esfuerzo y dinero, un número considerable de importantes instituciones y prácticas comunitarias participan en ellas. Los investigadores y los comités se esfuerzan para asegurarse de que la pregunta hecha en la prueba sea importante y que el estudio esté diseñado para poderla contestar. En las pruebas de multicentros apoyados por el INC, los consejos administrativos de control y seguridad de datos (*Data Safety and Monitoring Boards* o DSMBs) tienen que proveer un nivel adicional de supervisión, revisan los análisis provisionales de la prueba y concluyen el estudio si una de las ramas de la prueba es superior a la otra o si hay demasiada toxicidad.

Bioindicadores, indicadores intermedios y resultados finales sucedáneos

A la par de la revolución en la biología molecular y la terapia molecular se hallan los diseños de las nuevas pruebas clínicas. En sí, varias de las terapias moleculares nuevas descritas en el Capítulo 7 no se aplican para eliminar las células cancerosas, sino que requieren además el uso convencional de la quimioterapia y la terapia de radiación. Por tanto, hay dos maneras de juzgar su eficacia. La primera es probar un tratamiento estándar comparándolo con la nueva terapia además del tratamiento estándar, estudiando los resultados finales convencionales: supervivencia, libre de recaídas, índice de respuestas, etcétera. Sin embargo, debido a que el fármaco nuevo actúa en contra del objetivo molecular (de ahí el nombre de terapia molecular dirigida), existe el interés por estudiar el objetivo molecular específico en el paciente antes, durante y después de administrarle el medicamento. Por ejemplo, si el factor de crecimiento receptor epidérmico o EGFR, por sus siglas en inglés, es el objetivo, ¿quiere decir que dicho factor está presente en la célula del tumor antes del tratamiento? ¿Cambia la función del receptor después del tratamiento (según el estudio de la biología molecular)? La estructura molecular del objetivo, ¿determina si el fármaco funciona? (El fármaco puede o no funcionar con mutaciones específicas.) Si el tratamiento deja de funcionar, ¿por qué es así? ¿Qué cambio hubo en la biología molecular?

Un proceso molecular que corresponde con la actividad de la enfermedad o con la eficacia del tratamiento se llama indicador biológico o bioindicador. El antígeno prostático específico o PSA, por sus siglas en inglés, es un bioindicador de la presencia de cáncer en la próstata.

Un cambio en la concentración de una molécula después de la terapia; por ejemplo, una disminución en la cantidad de angiogénesis (producción de vasos sanguíneos), el factor de crecimiento vascular endotelial (VEGF) en la sangre puede ser un indicador de un tratamiento anti-angiogénesis efectivo. El cambio del estado de activación del EGFR puede ser un bioindicador de la eficacia de un inhibidor EGFR. Por tanto, los bioindicadores son útiles para que los científicos y los médicos sepan si un fármaco o medicamento funciona y entiendan cómo trabaja.

Las pruebas clínicas están evolucionando el uso de los bioindicadores como *resultados finales sucedáneos* para pronosticar los resultados finales más convencionales, como el de supervivencia y el libre de recaídas. Otros resultados finales sucedáneos que están siendo desarrollados incluyen imágenes. ¿Puede el cambio en un estudio o MR o escaneo PET pronosticar un resultado clínico? En algunos casos, parece ser así. Desde luego, para que un indicador sucedáneo sea útil debe pronosticar el resultado clínico con precisión. Por tanto, se requiere amplitud en el trabajo de investigación para validar el resultado final sucedáneo. Los resultados finales sucedáneos también se conocen como *indicadores intermedios* porque pueden pronosticar el resultado clínico al inicio de la prueba. Una vez que el indicador sucedáneo ha demostrado que pronosticó con precisión el resultado clínico (lo que ocurre al paciente), el indicador sucedáneo es validado y puede convertirse en el resultado final. En un escenario como ése, es posible hacer pruebas con mayor rapidez y éstas requerir menos pacientes, acelerando así los procesos de descubrimiento y aportando nuevos avances científicos y nuevos tratamientos de uso clínico.

Por tanto, aunque el propósito de las pruebas clínicas sigue siendo el mismo (desarrollar la evidencia que cambiará el manejo de una enfermedad), el medio para obtener dichos resultados está evolucionando con los bioindicadores, con resultados sucedáneos y diseño innovador de pruebas.

Resultados finales en la farmacocinética

Con algunos fármacos existe una relación entre el perfil farmacocinético y la eficacia o la toxicidad. Dicho perfil es determinado midiendo la concentración del fármaco en la sangre durante cierto tiempo y observando las curvas del perfil. Esas curvas pueden corresponder con la eficacia o toxicidad de la droga (descrita en el Capítulo 6).

Algunos de los fármacos nuevos dirigidos al objetivo molecular pueden no ser tóxicos, ser poco eficaces por sí solos y no ser buenos bioindicadores. Lo que se puede observar es la concentración de la droga requerida para que produzca en el laboratorio el efecto molecular deseado. La prueba para tales fármacos podría estar diseñada para ver si esa concentración puede lograrse en las personas y, de ser así, ése sería el resultado final. La cantidad de medicamento necesario para producir la concentración deseada será empleada para estudiar el fármaco nuevo en combinación con el tratamiento estándar de radiación o de quimioterapia.

Protocolo de investigación formal

Una vez que el concepto de la investigación es aprobado, los investigadores desarrollan un protocolo de investigación formal: una descripción escrita detallada del propósito de la investigación, quiénes serán aptos para participar, cuántos pacientes serán necesarios para que la investigación tenga validez estadística, etcétera. (Los componentes específicos en un protocolo para la investigación de un estudio clínico de fase III aparecen abajo.)

Componentes del protocolo para la investigación clínica

Antecedentes. Esta sección describe el propósito del estudio.

Regímenes del tratamiento. Describen en detalle el tratamiento o tratamientos a los que serán sometidos los participantes.

Criterios de elegibilidad. Dichos criterios indican con claridad quién es apto o elegible para participar en la prueba. Especifican el sitio del cáncer, la forma, las características histológicas, los resultados de las pruebas sanguíneas de la persona, el estatus de las funciones de la persona (desempeño), tratamientos previos, etcétera.

Criterios en contra de la elegibilidad. Dichos criterios indican con claridad quiénes estarán excluidos para participar en la prueba; en otras palabras, las personas que no cumplen con los criterios de elegibilidad porque el tratamiento puede ser demasiado tóxico para ellas.

Pruebas previas al tratamiento. Determinan las pruebas de imágenes y de laboratorio que se llevarán a cabo antes de iniciar el tratamiento.

Modificaciones permitidas en la dosificación y la programación de las dosis. Exponen las reglas concernientes a cómo debe ser modificado el tratamiento si los números en el conteo sanguíneo disminuyen o si otros efectos secundarios se desarrollan debido al tratamiento.

Programa de seguimiento. Describe el programa estricto de cuándo deben realizarse las pruebas de laboratorio y los estudios de imágenes para monitorear los efectos del tratamiento a lo largo de la prueba y después de completarla. Los criterios utilizados para juzgar la respuesta y la toxicidad son definidos con claridad.

Análisis estadístico. Sirve para la evaluación hecha por un experto en bioestadística indicando que el estudio ha sido diseñado adecuadamente.

Formato de consentimiento. Presenta el formato firmado por los participantes dando permiso al centro médico para administrar un tratamiento. Incluye los posibles efectos secundarios del tratamiento. Para asegurarse de que los riesgos y los beneficios del tratamiento estén claramente explicados y que no se tomarán riesgos innecesarios, el formato es revisado y aprobado por un comité de expertos y personas de la comunidad llamados consejos institucionales de revisión o IRB, por sus siglas en inglés (*Institutional Review Board*). El formato también es llamado "aprobación con conocimiento".

Después, el protocolo es aprobado por los consejos de revisión (IRB) y expertos en estadísticas de todas las instituciones participantes. Si el estudio involucra a un grupo de apoyo, los comités de especialidades del grupo también deberán aprobar el protocolo. Con frecuencia, quienes ven por los intereses de los pacientes están incluidos en el proceso de revisión del protocolo para que su punto de vista esté representado. Varios estudios también son revisados por el instituto nacional de cáncer. Cuando todos los investigadores participantes y los comités han revisado el protocolo y ofrecido sugerencias y recomendaciones, el investigador principal da la forma final al protocolo y obtiene de nuevo la aprobación de todos los involucrados. Debido a que los detalles del tratamiento están asentados con precisión en el protocolo, todos los que participan reciben un tratamiento de alta calidad. Se hace todo esfuerzo por proteger a los participantes de algún daño mediante cuidadosos exámenes clínicos previos y el control de comités de supervisión durante la prueba.

Las pruebas clínicas de fase III pueden tomar varios años para completarse. Cada año (o con mayor frecuencia) durante la prueba, los consejos de revisión (IRB), el DSMB y los expertos en estadísticas se aseguran de que los investigadores sigan las reglas estipuladas en el protocolo y que los niveles de toxicidad sean aceptables. Todos los estudios tienen una "regla de cese", que especifica que durante las revisiones periódicas los expertos en estadísticas analizarán el estudio para ver si éste ya contestó la pregunta esperada. Si es así, el estudio cesa.

Selección de pacientes

Para obtener una comparación válida de los dos tratamientos, dos o quizá más grupos de personas con el mismo tipo y etapa de cáncer deben participar en la prueba: un grupo experimental recibe la terapia nueva y un grupo de control recibe la terapia estándar. En algunos estudios, las personas del grupo de control no reciben el tratamiento; sin embargo, esas personas recibirán un tratamiento estándar para su enfermedad. Por ejemplo, en el estudio se pregunta si seis meses de tratamiento son suficientes, después, a los seis meses la mitad de los pacientes dejan el tratamiento y los otros continúan un segundo periodo.

Para evitar un desequilibrio en los participantes de cada grupo, quienes llevan a cabo las estadísticas usan una computadora para asignar de manera aleatoria a los participantes al grupo de tratamiento o al grupo de control. Por tanto, ambos grupos están compuestos por una mezcla similar de pacientes en cuanto a características como edad y salud general. En consecuencia, cualquier diferencia en la efectividad o toxicidad de los tratamientos será resultado de los mismos más que del desequilibrio causado por tener más personas de edad avanzada o enfermas en un grupo que en el otro.

Tratamientos experimentales

En la actualidad se llevan a cabo pruebas clínicas para evaluar las terapias preventivas, así como los nuevos enfoques en el tratamiento. Hay razones para creer que los resultados de algunas de dichas pruebas mejorarán la efectividad de los tratamientos y prevendrán algunos tipos de cáncer. He aquí algunos de los desarrollos prometedores que son investigados para el tratamiento del cáncer o que pronto serán investigados. La terapia molecular dirigida fue explicada en el Capítulo 7.

Terapia adyuvante

En la década de 1970, las pruebas clínicas en mujeres premenopáusicas cuyos ganglios linfáticos estaban involucrados en el cáncer mamario demostraron la ventaja de utilizar quimioterapia adyuvante después de la mastectomía. La terapia adyuvante puede ser quimioterapia o terapia hormonal administrada a pacientes que no tienen cáncer residual aparente, con la intención de erradicar la enfermedad microscópica y así prevenir una recaída. Algunas pruebas recientes han indicado que la terapia adyuvante tiene beneficios aun cuando los ganglios no estén involucrados. También ha sido efectiva con otras enfermedades en el colon, el pulmón y en cáncer de próstata.

En ciertos tipos de tumores, la quimioterapia se administra antes de la cirugía o de la radioterapia, en lugar de después; un procedimiento que también se conoce como *quimioterapia neoadyuvante*. Dicha terapia no sólo elimina cualquier célula tumorosa que haya emigrado a otras partes del cuerpo, sino que también puede reducir el tamaño del tumor principal y ser tratado con mayor facilidad mediante cirugía o radioterapia.

Terapia preventiva

Es obvio que contar con un tratamiento para prevenir el desarrollo del cáncer sería ideal. Un tratamiento tal es llamado *quimioprevención,* que es diferente de la quimioterapia. Las pruebas en la terapia quimio-preventiva requieren la participación de bastantes personas con alto riesgo de adquirir la enfermedad debido a su historia familiar, por exposición, o la presencia de un gen mutado. El agente quimiopreventivo debe tener efectos secundarios mínimos porque es administrado a varias personas, ninguna de ellas con cáncer. Las personas que tienen riesgo de contraer enfermedades como el cáncer mamario o de colon también serán sometidas a frecuentes estudios de vigilancia (mamografías y colonoscopias). Quizá algunas personas decidan que un seno o una parte del colon sean removidos para reducir el riesgo. El efecto de remover el órgano para prevenir el cáncer es complejo, porque perder un órgano como un seno o un ovario puede ser una mala inversión por tan poca mejoría en la supervivencia. Ése es un tema continuo en mujeres que tienen genes susceptibles al cáncer mamario, como los BRCA1 y BRCA2.

Nuevos enfoques

Aparatos tecnológicos. Nuevos aparatos son diseñados constantemente, incluidos la cirugía de invasión mínima, el uso del calor, el frío o ultrasonido para eliminar el cáncer y otros procedimientos descritos en el Capítulo 6. En Estados Unidos, esos aparatos debe ser desarrollados en conjunto con la agencia administradora de alimentos y medicamentos (*Food and Drug Administration [FDA]*) para que sean seguros.

Modificadores (sensibilizadores y protectores). Los fármacos llamados modificadores pueden ser usados para cambiar los efectos de la quimioterapia o la radioterapia. A diferencia de estos dos tipos de terapias, los modificadores no eliminan el tumor; los modificadores sensibilizadores hacen que el tratamiento estándar sea más efectivo y los protectores lo hacen menos tóxico. Para que un modificador sea útil, debe afectar al tumor y al tejido normal de manera distinta. Si un sensibilizador aumentara la habilidad del tratamiento de matar células cancerosas como a células normales de la misma manera, sería igual que simplemente aumentar la dosis de quimioterapia o radioterapia. La nueva terapia molecular dirigida está descrita en el Capítulo 7.

Inmunoterapia. Las terapias biológicas incluyen una amplia variedad de enfoques. Uno de ellos elimina células cancerosas directamente mediante componentes del sistema inmunológico del cuerpo, incluidas las moléculas (citosinas, linfocinas o interleucinas) que usan las células para comunicarse entre sí. Otro enfoque utiliza los glóbulos blancos (linfocitos) diseñados en especial para combatir las células del tumor y el tercer enfoque emplea anticuerpos monoclonales que eliminan a las células del tumor directamente o llevan una sustancia venenosa o una partícula radioactiva a la célula del tumor.

Terapia génica. Hay dos conceptos principales en la terapia génica. El primero implica reemplazar el gen defectuoso en una célula para que no se convierta en cáncer. Debido a que todas las células en el cuerpo de una persona o en el cáncer necesitan un gen nuevo, este procedimiento sería muy complicado en la terapia para el cáncer. Aunque ese enfoque está listo para ser usado en pruebas clínicas que incluyen a pacientes con cáncer, todavía está siendo probado en la prevención de algunas enfermedades metabólicas hereditarias.

El segundo concepto es introducir un gen que produce una toxina que elimina las células cancerosas. Se trata, por ejemplo, de colocar un gen en algunas de las células del tumor. El gen se comunica con las células para que produzcan una enzima que convierte una droga no tóxica en una que sí lo es. Esa droga "activada" se extenderá a las células cancerosas circundantes y las eliminará. De manera similar, el gen puede ser colocado en los linfocitos u otras células que después son inyectadas al paciente, en ocasiones directamente en el tumor. El linfocito elegido se aloja en el tumor, donde la terapia génica puede producir una toxina o activar una droga para eliminar células cancerosas.

Terapia antisense. Un oncogén (descrito en el Capítulo 2) puede producir un defecto. En la terapia antisense, un gen o un segmento del ADN es introducido en la célula tumoral para prevenir que el oncogén produzca ese defecto. El uso de ARNi (*interferencia de ARN*) para silenciar genes está siendo desarrollado (Apéndice A).

Participar en un estudio clínico, ¿es para ti?

¿Debes participar en un estudio de investigación clínica? Antes de tomar una decisión, necesitas considerar tanto las ventajas como las desventajas porque están involucrados factores positivos y negativos.

Aspectos positivos

Los aspectos positivos por participar en un estudio clínico son los siguientes. Primero, la comunidad médica obtiene conocimiento de la información recopilada en las pruebas y ese conocimiento puede ser usado para tratar pacientes y diseñar tratamientos aún más nuevos. También los pacientes se benefician porque reciben un régimen diseñado cuidadosamente; es decir, el mejor tratamiento disponible o uno nuevo que puede convertirse en el mejor en el futuro. De hecho, algunas terapias para el cáncer sólo están disponibles en pruebas clínicas.

El segundo aspecto positivo, a pesar de lo que hayas escuchado, es que las personas que participan en dichas pruebas no son "conejillos de indias". Como mencioné antes, las pruebas conducidas en los principales centros para el cáncer, grupos cooperativos y el instituto nacional de cáncer están diseñados con extremo cuidado y los resultados son analizados de manera laboriosa. Por tanto, si te asignan a un grupo experimental o un grupo de control, recibirás un tratamiento excelente.

El tercero es que varios de los tratamientos estándar que tus doctores te recomendarán han sido probados en las pruebas de fase III. La mayoría de las mejoras en un tratamiento son pequeñas y sólo pueden ser detectadas por medio de esas pruebas. Cuanto más grande sea el número de pacientes que deciden participar, más pronto podrán ser contestadas las dudas y más pacientes se beneficiarán.

El cuarto aspecto positivo es que, en algunos casos, quizá el estudio clínico sea el mejor tratamiento disponible. Por ejemplo, Mary B., cuyo caso es descrito en el siguiente capítulo, descubrió que tenía un tumor cerebral que no podía ser removido mediante cirugía. Después de estudiar los tratamientos, que no la curarían pero que le podrían dar meses adicionales de vida, decidió participar en un estudio clínico de fase II en la que se estaban investigando los resultados de radioterapia y quimioterapia simultáneas, seguidas por quimioterapia adyuvante. Esta opción no hubiera estado disponible para Mary de no ser por el estudio clínico.

Quinto, debido a que los regímenes de tratamiento son diseñados con cuidado y las reglas descritas en el protocolo son estrictas, los participantes reciben la dosis correcta de tratamiento. Es importante administrar la dosis correcta porque un buen régimen puede no funcionar bien si la dosificación es incorrecta.

Sexto, todos los protocolos contienen "reglas de cese": Si un tratamiento prueba en definitiva ser superior a otro, el estudio cesa. Por tanto, ningún paciente recibe intencionalmente un tratamiento inferior.

Hay otros beneficios menos obvios cuando se participa en la investigación clínica. Como parte de mi programa de investigación, he estado involucrado en pruebas de fase I, II y III durante varios años y he observado que, además de recibir beneficios directos del tratamiento, muchos pacientes tienen sentimientos positivos por contribuir en el conocimiento médico. Además de tener la esperanza de que un tratamiento novedoso le beneficie, Mary B. esperaba que con su participación en un estudio de investigación pudiera proveer nuevos datos que beneficiarían a pacientes futuros.

Aspectos negativos

No hay pruebas clínicas para todos los tipos de cáncer y las que están disponibles no son para todas las personas. En varios centros hay buenas terapias estándar para varios tipos de cáncer. Sin embargo, para algunos tipos no hay tratamientos efectivos disponibles y puede no haber ideas nuevas que probar en pruebas clínicas.

Como vimos antes, los pacientes que participan en las pruebas de fase III son asignados de manera aleatoria a un grupo experimental o de control. Algunas personas simplemente no están cómodas con ese proceso y buscan una sola recomendación de su doctor. En realidad, sólo un pequeño porcentaje de pacientes aptos para participar son ingresados. Si el estudio clínico está disponible y una persona es elegible y está dispuesta a participar en él, el doctor se verá obligado a explicar las opciones de tratamientos tan ampliamente como le sea posible antes de que la persona esté de acuerdo en participar. Una persona nunca debe sentirse presionada a participar en un estudio tal.

Descubrimientos médicos

Pacientes, doctores, científicos, periodistas, representantes del congreso y todas las demás personas están en espera de descubrimientos científicos. Los reportes mediáticos sobre los avances científicos pueden ser al mismo tiempo tan emocionantes como quizá desorientadores. Nuestra sociedad está hambrienta de noticias y esa avidez puede no ser útil para las personas con cáncer y sus familias. Pueden lograrse nuevos hallazgos rápidamente en las condiciones controladas de un *laboratorio experimental*. Sin embargo, *los avances clínicos* (que afectan de manera directa el cuidado del paciente) son lentos y avanzan usualmente un centímetro a la vez.

Varios de mis pacientes vienen a verme con recortes de periódicos o de revistas, así como copias impresas de la Internet que venden una cura milagrosa o artículos de publicaciones médicas que reportan un nuevo tratamiento. A menudo, las personas buscan un tratamiento aunque, en verdad, no es mejor que un tratamiento estándar. Muchas personas con cáncer para quienes el mejor tratamiento no tiene posibilidad de tener éxito, se desesperan, con mucha razón. Pero la presentación prematura de un desarrollo técnico novedoso o de un descubrimiento científico, sea por los medios populares o en publicaciones médicas o científicas, es desafortunada porque puede generar esperanza no garantizada. Se requiere investigación clínica cuidadosa para probar que un tratamiento es superior a otro. Citando a uno de mis colegas en cuanto a tratamientos nuevos, debemos "probarlo, no venderlo".

Los artículos entregados a las publicaciones médicas son revisados por expertos en el campo relevante antes de salir al público, y los artículos publicados en esas revistas para colegas, por lo general, presentan información confiable. Sin embargo, incluso los artículos escritos para colegas pueden ser más optimistas que realistas. Si los artículos en las revistas médicas suenan interesantes, te insto a investigarlos cuidadosamente. Pero antes de hablar con tu doctor no confíes demasiado en los reportes de las noticias, la información en la Internet o publicaciones diversas.

Diversos avances importantes en tratamientos han sido consecuencia de las pruebas clínicas, y varios de los tratamientos actuales están disponibles como resultado de la investigación clínica. Pero aún hay muchas preguntas que han de ser contestadas, como las siguientes:

- ¿Cuál régimen de quimioterapia es mejor para cada tipo de cáncer?
- ¿Cuál es el momento oportuno para la radioterapia y la terapia adyuvante?
- ¿Cuáles son los posibles efectos tardíos de un tratamiento específico?
- ¿Pueden reducirse los efectos tardíos modificando el tratamiento?
- ¿Existen tratamientos completamente novedosos disponibles y que pueden ser efectivos, cuando los tratamientos estándar no lo son?

Preguntas tan crucialmente importantes como éstas son atendidas por un número de pruebas clínicas nacionales e internacionales patrocinadas por grupos cooperativos (*Cooperative Groups*) y NCI (*National Cancer Institute*).

Si estás interesado(a) en participar en un estudio de investigación clínica, tu doctor o centro de cuidado para el cáncer te pueden indicar las pruebas apropiadas disponibles. Si no es así, el mejor lugar para averiguarlo es en PDQ (*Physicians Data Query*) de NCI, que incluye información actualizada acerca de los tratamientos aceptables para diferentes tipos de cáncer, así como acerca de pruebas clínicas en curso (para mayor información sobre PDQ ve el Capítulo 1).

CAPÍTULO 9

Casos de estudio clínico:
cuatro historias de pacientes

Las cuatro historias de pacientes en este capítulo están diseñadas para ayudar a que te familiarices aún más con las decisiones y cómo son tomadas respecto a cuál tratamiento elegir. Cada caso sigue la organización de la lista de verificación del paciente, presentada en el Capítulo 1. (Una copia de tal lista para tu uso aparece en el Apéndice C.)

Cada uno de los pacientes en las historias padece un tipo de cáncer distinto. Los tipos representados son 1) linfoma de no Hodgkin, 2) cáncer temprano de mama, 3) cáncer temprano de próstata y 4) un tumor cerebral. Los pacientes no son personas reales, de manera que por favor no asumas que si un caso presenta un problema médico parecido al tuyo, el tratamiento elegido será el óptimo para ti. Mi intención es mostrar dos aspectos: 1) la información que es incluida en una lista de verificación del paciente y 2) la variedad de situaciones que surgen para las personas con cáncer. No es mi intención que la presentación de los casos sea interpretada como una recomendación de ningún régimen de tratamiento específico.

Los casos no incluyen todas las opciones disponibles, pero te darán una idea de cómo alguien toma una decisión al elegir entre las principales opciones de tratamiento. Espero que, al leer los casos, al menos uno te ayude a practicar el proceso en la toma de una decisión y para que te sientas con mayor confianza al considerar tu propia situación.

Caso de estudio 1

La historia de Bob G. muestra la importancia de la patología molecular cuando se determina qué tratamiento seguir ante un linfoma. También describe el uso de nuevos tratamientos que utilizan anticuerpos monoclonales, el perfil molecular del tumor del individuo, así como la necesidad de tener un seguimiento a largo plazo.

Historia médica

Bob G. es un hombre de 63 años de edad; los últimos ocho años fueron muy difíciles para él. Bob estuvo felizmente casado con su novia de la universidad, Adriana, desde los 25 años; tuvieron dos hijos que ahora se encuentran en la treintena de edad. Adriana sufrió un trágico accidente automovilístico causado por un hombre en estado de ebriedad. Después de trabajar con ella en su rehabilitación durante un año (que, por cierto, no fue particularmente exitosa), la esposa de Bob se enfermó de neumonía y falleció. Debido a su trabajo como contador, Bob sufría de ansiedad y acostumbraba tomar antiácidos. El estrés producido por la enfermedad de su mujer afectó a su familia tanto como a él, pero juntos lograron salir adelante y hace seis años el hijo más joven se graduó de la universidad. Cuatro años atrás, durante la boda de su hijo mayor, Bob se encontró con Holly, una amiga de la familia. Ella estaba cumpliendo 50 años y estaba divorciada desde hacía diez. Bob y Holly terminaron casándose y vivieron con los dos hijos adolescentes de ella y el de él, pero Bob debía preocuparse aún más por la nueva familia que tenía y sufría de malestar estomacal casi todo el tiempo. Para reducir el ácido de su estómago, le fue recetada una medicina conocida como *bloqueador de la bomba de protones*.

Pese a estar tomando dicha medicina durante tres años, Bob tenía malestar estomacal con demasiada frecuencia. Esa situación lo molestaba cada vez más, de manera que su doctor decidió que debía consultar con un gastroenterólogo para que le practicaran una endoscopia. Ese examen reveló que las paredes del estómago de Bob se habían engruesado y enrojecido un poco, aunque no aparecía alguna úlcera. Le fue tomada una pequeña biopsia y días después recibieron el reporte del patólogo, que indicaba que Bob tenía un linfoma de no Hodgkin. El gastroenterólogo pensó que Bob debía ir con un cirujano general y también con un oncólogo hematólogo médico.

Diagnosis

Como después se enterarían Bob y su familia, un linfoma de no Hodgkin engloba una lista de confusos subtipos. Existen dos esquemas de clasificación ampliamente utilizados: la *formulación de trabajo* y *clasificación europeo-americana revisada* de linfomas (una propuesta del grupo de estudio internacional (REAL) *Revised European American Lymphoma).* El patólogo que examinó la biopsia opinó que el tejido celular era una mezcla de linfocitos grandes y pequeños, de manera que dictaminó que se trataba de un linfoma celular de gran tamaño, posiblemente el resultado de una conversión de una pequeña célula. También opinó que la muestra debía ser enviada a un centro especializado para estudios de biología molecular, aunque antes quería esperar a que el patólogo especializado en linfomas lo viera.

Mientras revisaban la muestra, Bob consultó a un cirujano que le informó que una cirugía no era lo indicado en el caso de un linfoma. Es difícil alcanzar los bordes de la masa completa porque no resulta fácil definirlos, de manera que una cirugía no tendría éxito. Más importante aún era que los linfomas pueden ser tratados con quimioterapia y una radioterapia. Si Bob presentaba problemas que requerían la ayuda de un cirujano, como una seria hemorragia o una perforación (en el estómago) durante el tratamiento, el cirujano estaría disponible, aunque ese tipo de problemas son escasos.

Las muestras de la biopsia fueron revisadas por un reconocido patólogo en linfomas del instituto de cáncer NCI. Éste opinó que se trataba de un gran linfoma celular, pero la biopsia era bastante pequeña y no tenían más tejido que pudiera ser utilizado para realizar estudios inmunohistológicos de biología molecular adicionales. Entonces recomendó que a Bob se le practicara otra biopsia y que el tejido fresco fuera enviado al laboratorio para incluir un perfil molecular. Bob estaba viendo a un oncólogo que coincidió en que era crítico tener un diagnóstico correcto, ya que los tratamientos son muy variados y deben ser basados en el subtipo de linfoma padecido. De manera que Bob, que ya se encontraba bastante ansioso, accedió a la biopsia de inmediato.

Una semana después de la segunda biopsia, el análisis completo estaba listo. El patólogo diagnosticó que se trataba de un difuso linfoma celular grande tipo B. La superficie del tumor de la célula presentaba indicadores moleculares de linfoma de célula B, incluida una llamada CD-20 (las letras CD representan un *cúmulo de diferenciación*). También había linfocitos más pequeños en el espécimen de la biopsia que sugerían que todo podría haber comenzado como un linfoma celular pequeño y avanzó hasta convertirse en un tipo más agresivo de célula. El tejido también fue teñido para detectar una bacteria llamada H. pylori (helicobacter pylori), porque ese tipo de infección bacterial puede ser el inicio de la causa de un linfoma (dicho análisis resultó negativo; no se encontró la bacteria).

Estudios de estadificación

El examen físico resultó normal. En general, los ganglios linfáticos están presentes en varias regiones del cuerpo y aquellos que podían ser palpados, como en la axila y en la región inguinal eran normales. El hígado y el bazo no estaban agrandados; también se practicó un examen minucioso de la cabeza y el cuello, buscando los grupos de ganglios linfáticos en las amígdalas, la lengua y alrededor de la quijada, y estaban normales. Los resultados de los análisis de sangre eran normales excepto en el nivel de lactato deshidrogenasa (LDH), que estaba dos veces más elevada de lo normal.

Una tomografía computarizada TC. El estómago de Bob parecía normal, excepto por un engruesamiento como de un cuarto del estómago que sugería la presencia de un linfoma. Ninguno de los ganglios linfáticos en el estómago aparecía agrandado, aunque algunos estaban en el límite de su tamaño normal. Un estudio FDG-TEP fue ordenado (tomografía por emisión de positrones TEP; y FDG: fluor-desoxi-glucosa, para detectar glucosa mediante la emisión de una señal radioactiva), que resultó anormal en cuanto al estómago, pero en ninguna otra parte. El linfoma de Bob fue clasificado en la etapa clínica IEA. La "I" significa que sólo está involucrado un sitio, es decir, un solo órgano es el afectado; la "E" representa un sitio sin ganglios linfáticos (llamado sitio *extranodal*), porque el cáncer de Bob está en su estómago y no en un sitio nodal, como la axila o el área de la ingle. Un sitio nodal sería una "N" y Bob tiene una "A", lo que significa que los síntomas sistémicos de la fiebre y la pérdida de peso están ausentes; si los síntomas estuvieran presentes, entonces sería una "B".

Estadificación patológica

Una muestra de tejido adicional fue tomada para determinar la etapa final de la enfermedad. A Bob le fue extraída una biopsia de médula ósea, porque se sabe que los linfomas pueden transferirse a la médula ósea. Eso mostró algunos cúmulos de pequeños linfocitos en la médula, pero como no eran característicos del linfoma, los resultados de la prueba fueron considerados negativos. De manera que el cáncer de Bob fue determinado como CS IEA y PS IEA.*

El oncólogo entonces informó a Bob y a su familia acerca del *International Prognostic Index, IPI* (índice de pronóstico internacional) para los linfomas de no Hodgkin o linfoma indiferenciado de células gigantes, que identifica cinco importantes factores de riesgo que ayudan en la predicción de la supervivencia general.

1. Edad (menos de 60 años contra más de 60).
2. Suero lactato deshidrogenasa (LDH) (normal contra elevado).
3. Estatus de desempeño (0 o 1 contra 2 a 4). El estatus de desempeño es una medida de salud general y condición ambulatoria. Dos sistemas son utilizados para medirlo: ECOG y la escala de Karnofsky. Ve el Apéndice C.
4. Etapa (I o II contra III o IV).
5. Sitio extranodal involucrado (0 o 1 contra 2 a 4).

Las personas con dos o más factores de riesgo tienen pronóstico más desfavorable que aquellos con uno o sin factores de riesgo. El peor pronóstico es para quienes tienen cuatro o cinco factores de riesgo. Nada podía hacer Bob acerca de su edad y, además, tenía un factor de riesgo: un elevado nivel LDH, que resultó anormal después de un repetido análisis de sangre.

Opciones de tratamiento

Las opciones de tratamiento existentes y la intensidad de la terapia dependen de la etapa de la enfermedad, la identificación molecular y, en general, la salud física, que en Bob es excelente para su edad.

Cirugía. Más allá de una biopsia, la cirugía no es parte del tratamiento de Bob.

Quimioterapia. Una quimioterapia combinada es el componente clave en el tratamiento para Bob. Varios fármacos, usualmente tres o

---

* [N. de las T.: Si el estadio es clínico se antepone las letras CS, y si se obtiene de un procedimiento quirúrgico como la laparatomía, se antepone PS.]

cuatro, le son administrados en un ciclo semanal de dos a cuatro semanas. La quimioterapia CHOP consiste en cuatro medicamentos: cyclophosphamide (Cytoxan®), doxorubicin hydrocholride (Adriamycin®), vincristine (Oncovin®) y prednisone. Los efectos secundarios incluyen la náusea y el vómito (que pueden ser reducidos o prevenidos con medicamentos llamados antieméticos); la baja en el conteo de la sangre (que puede ser monitoreada cuidadosamente y puede requerir factores estimulantes de las colonias entre los ciclos y el cambio en la frecuencia de la administración de los medicamentos); daño al corazón (que puede ser monitoreado y probablemente evitado); y los cambios en el apetito y el sueño (que pueden ser aliviados con medicinas y dieta). Este método está en uso desde hace varias décadas, de manera que los doctores tienen bastante experiencia en indicarlo al paciente.

Un tratamiento nuevo a base de anticuerpos monoclonales, rituximab (Rituxan®), es usado en varios casos con tumores en que las células tienen CD-20 en su superficie, como es el caso de Bob. Dado el perfil molecular y el riesgo IPI, Bob y su doctor han decidido que el rituximab será añadido a su tratamiento, como parte de un estudio clínico para ver si con ese medicamento y su tratamiento CHOP podrán mejorar su pronóstico, como ha sido determinado en pacientes con un perfil molecular. (Un perfil molecular es el estudio de los genes de un tumor y las proteínas presentes utilizando un microarreglo de ADN. Ve el Apéndice A.) Ese tratamiento combinado es conocido como CHOP-R. Después de hablarlo con el doctor, Bob y Holly firmaron el formato del consentimiento para el estudio clínico.

Radioterapia. Varios estudios han demostrado que pocos ciclos de quimioterapia, casi siempre de tres a cuatro, además de la radiación local del sitio del tumor, son mejores que una quimioterapia prolongada de seis o más ciclos. Otros estudios en desarrollo comparan distintos regímenes entre sí, y hacen una comparación entre la quimioterapia de anticuerpo monoclonal sola con una radiación combinada y el mismo régimen de qumioterapia con anticuerpo monoclonal. Con Bob, el doctor piensa usar CHOP-R, volver a estadificar después de dos y posiblemente tres ciclos, y luego cambiar a radioterapia después del tercer y quizá cuarto ciclo, mientras continúa con el rituximab, como en el protocolo clínico, durante la radiación. El estómago de Bob será la región que reciba la radiación y serán necesarios 20 tratamientos, uno diario durante cinco días por semana en un ciclo de cuatro semanas. Cada tratamiento tomará menos de una hora, y los efectos secundarios serán la náusea, tratada con antieméticos, y quizá un bajo conteo en la sangre.

Terapia combinada. El uso tanto de la terapia sistémica y la radioterapia es llamada terapia combinada o terapia de modalidad combinada. Después de dos ciclos de CHOP-R, el médico utilizará un CT y un TEP para volver a establecer la etapa del tumor de Bob y, si el tumor se ha reducido, proseguirán con la terapia de radiación después del tercer ciclo de CHOP-R. Un cuarto ciclo puede ser administrado si la respuesta a la quimioterapia, como mostraron los exámenes TEP y CT, no está completa.

En el curso de su plática con los doctores, la esposa de Bob buscó en Internet bajo el término "linfoma estomacal" y preguntó al doctor acerca de un tratamiento sólo con antibióticos y quizá un poco de radiación. Como explicó el doctor, Holly encontró información acerca de un linfoma de no Hodgkin llamado MALT (*mucosa asociada con* el *tejido linfático*, también conocido como *linfoma en zona marginal.* Ése era un linfoma de bajo grado asociado con una infección bacterial con H. pylori; el patólogo había buscado dicha bacteria en el tejido y no la encontró; también practicó estudios inmunohistiológicos que mostraron que Bob tenía un linfoma de célula B y no uno de MALT. De ahí que el oncólogo decidiera que era muy importante hacer un diagnóstico correcto, incluso pidiendo una segunda biopsia, porque los tratamientos para los dos tipos de linfomas difieren bastante. El doctor entonces explicó que un perfil molecular (microarreglo ADN) de tumores es una ciencia clínica de doble filo y que quizá Bob querría participar en un estudio clínico que considera los resultados con base en el perfil molecular, así como en otras características, como la patología del tumor y los factores de riesgo IPI.

Estudio clínico. Bob y su esposa decidieron que él debía participar en un estudio clínico, patrocinado por el centro de cáncer donde trabaja el patólogo que ayudó en el diagnóstico. A Bob ya se le practicó la biopsia requerida para el perfil molecular y visita a los oncólogos en dicho centro, quienes trabajarán conjuntamente con su oncólogo sobre el régimen de tratamiento y el seguimiento adecuados. Bob entonces firma el documento de consentimiento y está listo para empezar.

Consideraciones personales

Bob ha tenido sólo algunos días malos en su vida y su intención es seguir trabajando tanto como le sea posible. Tiene en su haber varios días disponibles por incapacidad, por si los necesita tomar. Piensa tomarse el día en que le sea practicada la quimioterapia y el día siguiente, de ser necesario. También piensa tomar el tratamiento de radiación durante la media tarde, de manera que primero pueda asistir a su trabajo y luego irse a casa después del tratamiento y tomar una siesta antes de la cena.

Lista de verificación del paciente

Nombre: Bob G.

Diagnosis

Tipo de tumor y dónde se localiza: linfoma de no Hodgkin: indiferenciado, célula tipo B. CD-20 positivo. Estómago.
Perfil molecular: BCL-2 positivo, otros genes estudiados.

Estudios de estadificación clínica

Etapa clínica: CS IEA
Análisis de sangre: normales excepto por LDH elevado en dos veces lo normal.
Estudios de imagenología: CT: estómago engruesado, aproximadamente 25 por ciento; ganglios un poco grandes, pero quizá es correcto. TEP O PET: anormal sólo en el área del estómago.

Estudios de estadificación patológica

Etapa patológica: PS IEA
Biopsias adicionales: biopsia repetida mostró el mismo tipo de linfoma: examinada por un experto del centro de cáncer. Médula ósea: pocos linfocitos extra, pero no linfoma.

Opciones de tratamiento

*Cirugía
No es necesaria más que para una biopsia o si existe perforación del estómago durante el tratamiento, pero no es probable.
*Radioterapia
Era utilizada como terapia primaria en este tipo de linfomas, pero ahora es parte de la terapia combinada.

Región del cuerpo que será tratada: radiación en la parte superior del estómago.

Duración del tratamiento: comenzará después de tres ciclos de quimioterapia, asumiendo que la enfermedad ya no existe. La radiación tomará cuatro semanas, cinco días por semana. El tratamiento durará cerca de una hora, incluido el cambio de ropa, recibir el tratamiento y ver periódicamente al médico.

Efectos secundarios: algo de náusea y pérdida de peso. Deben considerarse los complementos alimenticios. También quizá desee programar la radiación para la media tarde y tomar unas cuantas horas fuera del trabajo al día. Puede haber una baja en el conteo de mi sangre, pero el doctor estará pendiente semanalmente o con más frecuencia.

*Terapia sistémica

Fármacos o agentes que podrán ser utilizados: quimioterapia combinada con medicamentos, llamada CHOP-R (cyclophosphamide, doxorubicin hydrochloride, vincristine y prednisone además de un anticuerpo monoclonal llamado rituximab). Otros regímenes están disponibles, incluido uno llamado EPOCH.

Programación del tratamiento: cada tres o nueve semanas. Un intervalo más largo puede ser necesario si el conteo de la sangre no es recuperado suficientemente rápido.

Efectos secundarios: náusea y vómito, que serán tratados con antieméticos; pérdida temporal del cabello; cambios en el apetito debido al prednisone; también dificultad para dormir. Un bajo conteo en la sangre puede ser un problema, y los doctores podrían necesitar indicar un fármaco llamado factor de estimulación de colonias para subir el conteo. El Rituxan® puede causar síntomas parecidos a la influenza. Estar al pendiente de reacciones alérgicas.

Daño al corazón es posible debido al doxorubicin hydrochloride (Adriamycin®), si muchos ciclos son necesarios (más de cinco o seis), pero los doctores harán un monitoreo de mi corazón.

*Terapia combinada

El plan es comenzar con dos ciclos de CHOP-R y verificar la respuesta con exámenes CT y TEP o PET.

El tercer ciclo me será dado seguido por una radioterapia. El cuarto ciclo quizá sea necesario si existe una reacción lenta del tumor. Si el tumor no desaparece, una quimioterapia de salvamento será necesaria. No hay necesidad de exponer esto ahora, porque tal vez no sea imprescindible.

*Estudio clínico

Un estudio clínico está disponible para observar el perfil molecular (microarreglo ADN) y la manera en que se relaciona con la respuesta al tratamiento. Firmaré para el estudio. Durante el estudio, mi oncólogo puede seguir tratándome, utilizando el protocolo del centro de cáncer y haciendo visitas esporádicas a dicho centro.

Resumen de las opciones de tratamiento

No es necesaria una cirugía. Quimioterapia más Rituxan® (CHOP-R) seguida por una estadificación, seguida de radiación o más quimioterapia antes de la radiación.

Esta combinación de tratamientos probablemente sea curativa en 80 o 90 por ciento.

Plan final

CHOP-R por dos ciclos. Estadificación con CT y PET. Si el tumor se ha encogido, procederemos a un tercer ciclo de CHOP-R y luego a la radiación del estómago durante cuatro semanas, continuando con Rituxan®.

Seguimiento mensual los próximos seis meses, cada tres o cuatro meses después de eso, hasta dos años y luego dos veces al año los siguientes cinco; después, anualmente.

La familia de Bob lo apoya y está planeando un viaje de dos semanas a Europa después de que terminen sus tratamientos y cuando se sienta mejor. Por ser un contador cuidadoso, Bob también considera hacer su testamento, así como tener al día ciertas indicaciones médicas. Espera sentirse mejor del estómago una vez que se recupere del tratamiento. Bob continuará utilizando antiácidos incluso después de concluido el tratamiento de su cáncer.

Plan final

Bob se ha sometido a una estadificación clínica, patológica y molecular cuidadosas para su linfoma de no Hodgkin. También se someterá a una terapia que incluye varios ciclos de CHOP-R en una clínica y, si la restadificación resulta bien, como es esperado, terminará los tres ciclos de quimioterapia y luego un mes de radiación. Todo tomará unos cuatro meses; después Bob tendrá un seguimiento con su oncólogo clínico y su oncólogo radiólogo, así como con su médico internista. Ha organizado su vida para poder eliminar el estrés tanto como sea posible y continuar con su trabajo, que es muy importante para él. Bob y su esposa esperan realizar un viaje para la familia durante los próximos seis meses a partir de esa fecha y han comenzado a hacer los planes necesarios.

Caso de estudio 2

El caso de Jane S. muestra las opciones de tratamiento disponibles para una persona con un tumor primario de mama. Describe los tres tratamientos estándares existentes para los pacientes con esa enfermedad: cirugía, radioterapia y la terapia sistémica. El tipo de información que reuniría un paciente con cáncer de mama aparece en la lista de verificación de Jane.

Historia médica

Jane S. es una mujer de 47 años, casada; notó una pequeña irregularidad en su seno derecho durante un autoexamen, de manera que consultó a su médico. Durante el examen físico, éste encontró un pequeño abultamiento de aproximadamente 1 pulgada de diámetro en la mitad externa de su seno derecho. Aunque la mayoría de los abultamientos o protuberancias no son cancerosos, Jane debía someterse a una biopsia. Si los resultados de dicha biopsia eran positivos, el oncólogo expondría las opciones de tratamiento ante ella y los miembros de su familia.

Diagnosis

El doctor de Jane la remitió con un radiólogo para una mamografía; ésta reveló una pequeña área sólida (calcificada) que le pareció sospechosa. El radiólogo identificó el área utilizando el procedimiento con base en la punta de una aguja en el sitio anormal, llamado *localización con aguja*. Dado que varias anormalidades mostradas con una mamografía son tan pequeñas que no pueden ser detectadas mediante el tacto, una localización con aguja permite encontrar la lesión. El cirujano, entonces, realiza una lumpectomía, retirando la protuberancia y algo de tejido normal alrededor, identificado por el radiólogo. Después, el patólogo toma rayos X del espécimen para asegurarse de que todas las calcificaciones fueron extirpadas.

Lista de verificación del paciente

Nombre: Jane S.

Diagnosis

Tipo de tumor y dónde se localiza: adenocarcinoma del seno.

Estudios de estadificación clínica

Etapa clínica: cs IIA (T2N0M0). Tumor que mide 2.5 centímetros, completamente extirpado. Los márgenes están limpios. La prueba de los receptores de estrógenos fue positiva.
Perfil de la expresión de los genes: el análisis del tejido para HER2/neu fue negativa.
Análisis de sangre: todo normal.
Estudios de imagenología: la mamografía antes de la biopsia mostraba un área pequeña con una calcificación. Después de la biopsia, una segunda mamografía mostró que toda la calcificación había sido extraída. Rayos X del pecho y los huesos resultaron normales.

Estudios de estadificación patológica

Etapa patológica: ps IIB (T2N1M0).
Biopsias adicionales: en una muestra de ocho ganglios linfáticos, uno estaba involucrado con el tumor. cs cambió a ps debido a los ganglios positivos.

Opciones de tratamiento

*Cirugía
Duración y tiempo de hospitalización del procedimiento: la mastectomía requiere uno a dos días en el hospital; una lumpectomía (extirpación de protuberancia) puede ser una cirugía ambulatoria. Una cirugía para determinar la etapa patológica de los ganglios linfáticos también es un proceso ambulatorio.
Efectos secundarios: incomodidad menor e hinchazón debido a la muestra del ganglio.
Resultados esperados: la mastectomía produce los mismos resultados que una lumpectomía más una radiación.

*Radioterapia
Región del cuerpo que será tratada: seno y la pared del pecho.
Duración del tratamiento: seis y media semanas, cinco días por semana.
Efectos secundarios: enrojecimiento de la piel (a corto plazo); menos de 1 por ciento de daño al pulmón y entre 1 y 2 por ciento de probabilidad de hinchazón del brazo (a largo plazo).
Resultados esperados: los mismos que con una mastectomía radical. Una supervivencia de 10 años es aproximadamente de 60 a 70 por ciento.

*Terapia sistémica

Fármacos o agentes que podrán ser considerados: Doxorubicin, cyclophosphamide y un medicamento de taxol: docetaxel o paclitaxel, dependiendo del estudio. Gemcitabine también es una posibilidad. La información acerca de la toxicidad será proporcionada por el equipo de investigación. La terapia hormonal comenzará después de la quimioterapia.

Efectos secundarios: náusea, pérdida del cabello, bajo conteo en la sangre y un pequeño riesgo de contraer infecciones (a corto plazo); pérdida de la función menstrual y bochornos (a largo plazo).

*Terapia combinada

Quimioterapia por aproximadamente cinco meses, seguida de una radiación durante seis y media semanas (para un total de cerca de seis a siete meses), seguida por una terapia hormonal. La duración exacta dependerá del estudio clínico de protocolo.

*Estudio clínico

Estudio NSABP B-38. Información más detallada será proporcionada sobre los efectos secundarios y los horarios específicos.

Resumen de las opciones de tratamiento

Mastectomía o tratamiento para conservar el seno.

Para un tratamiento que permite conservar el seno: radiación parcial o completa del seno.

Quimioterapia: se utilizará el protocolo de la investigación clínica.

Plan final

Biopsia con tejido será enviada para estudios especiales, incluido un análisis molecular.

Resección del ganglio linfático.

Prueba NSABP B-38 con quimioterapia, luego radioterapia durante un total de cerca de seis a siete meses, seguida por una terapia hormonal a largo plazo.

Estudios de estadificación

Estadificación clínica. Después de unos días del procedimiento quirúrgico, otra mamografía del seno de Jane confirmó que las calcificaciones habían sido extraídas en su totalidad. La masa del tumor midió 2.5 centímetros (aproximadamente 1 pulgada) y contenía un cáncer invasor (adenocarcinoma). Análisis de sangre rutinarios, rayos X del pecho y un escaneo óseo resultaron ser normales.

El patólogo cortó pequeñas secciones del tejido extraído del seno, las examinó bajo el microscopio y no encontró señales de cáncer en los márgenes del tumor. El diagnóstico fue un cáncer invasor y, de acuerdo con el sistema de estadificación TNM, el tumor fue clasificado como CS T2N0M0 porque su diámetro medía entre 2 y 5 centímetros, sin ganglios linfáticos involucrados y la enfermedad no había creado metástasis.

Cuando el tejido del tumor fue enviado al laboratorio para realizar estudios especiales, la prueba de los receptores de estrógeno resultó positiva; es decir, las células cancerosas tenían receptores de estrógeno en la superficie. Esa información fue útil porque tales células son más proclives a responder ante una terapia antiestrógeno que otras que no tienen dichos receptores. El patólogo también examinó el tejido para identificar algunas propiedades celulares y moleculares del tumor. El patólogo tiñó la muestra del tejido con proteína HER2/neu, que resultó negativa. Una muestra fue enviada para obtener un perfil genético, aunque tanto el médico como la paciente sabían que se trataba de una nueva tecnología sin un registro definitivamente probado de su trayectoria. Pensaron que podría ayudarles a tomar una decisión acerca de una terapia adyuvante; sin embargo tendrían que utilizar el estatus del ganglio linfático como prueba primaria para determinar la necesidad de quimioterapia o una terapia hormonal.

Estadificación patológica. En el caso de Jane, la estadificación patológica no había terminado en ese momento. Por el contrario, un plan general que incluía una combinación de terapias fue desarrollada para ella.

Opciones de tratamiento

Cirugía. Existen dos opciones quirúrgicas disponibles para tratar un cáncer de mama in situ (localizado). Una es una mastectomía radical modificada, durante la que el cirujano extirpa el seno completo, algo de tejido base del seno y los ganglios linfáticos de la axila del paciente. Después de la extirpación del seno, puede realizarse una reconstrucción si la paciente lo desea. En algunos casos, ciertos rasgos microscópicos de un tumor hacen que sea preferible una mastectomía a una radioterapia. En otros, ciertos rasgos patológicos, como un tumor que incluye la pared o piel del pecho, hacen necesario el uso de la radioterapia después de la mastectomía.

La segunda opción es la que se le practicó a Jane: una lumpectomía, que casi siempre es seguida por una radioterapia. Pese a que los ganglios linfáticos de un paciente se sientan normales al tacto, cerca de un tercio de los pacientes presentan cáncer en algunos. La presencia de cáncer en ciertos ganglios linfáticos es un factor importante al determinar si un paciente necesita quimioterapia adyuvante después de una radioterapia. Si Jane elige una mastectomía, se tomará una biopsia de sus ganglios durante el procedimiento. Si decide no hacérsela, se tomará una biopsia de sus ganglios linfáticos durante un procedimiento quirúrgico ambulatorio en otra ocasión antes de iniciar la radioterapia. Finalmente, Jane primero se decidió por una muestra de sus ganglios linfáticos que sería extraída durante una *biopsia centinela*, pero eligió una resección de toda la axila.

Radiación. La radioterapia es administrada cinco días por semana durante seis o siete semanas a un seno normal y la pared del pecho. Dependiendo de la presencia y número de ganglios linfáticos afectados, éstos pueden o no ser incluidos en el campo de radiación. Uno de los efectos secundarios principales es el enrojecimiento de la piel en el área radiada, pero esa reacción es usualmente leve y se aminora después de pocas semanas de terminar el tratamiento. Los posibles efectos tardíos incluyen menos de 1 por ciento de probabilidad de daño pulmonar y sólo 1 o 2 por ciento de hinchazón del brazo, con 60 a 70 por ciento de 10 años de supervivencia.

Jane preguntó a su oncólogo radiólogo acerca de un tratamiento nuevo que alguien en su grupo de apoyo contra el cáncer había mencionado, y que se llama radiación parcial del seno o PBI. El doctor le dijo a Jane que existían varias formas de aplicar el PBI, pero que por ser un procedimiento relativamente nuevo y a pesar de toda la publicidad, sólo poca información estaba disponible. El oncólogo radiólogo de Jane participa en un grupo cooperativo de prueba, *Radiation Therapy Oncology Group, RTOG 0413*, que es un grupo de estudio múltiple. Aunque Jane es un prospecto elegible, porque tiene un tumor T2 y N1, su doctor prefiere utilizar un tratamiento más conservador. Al reunirse Jane con su oncólogo radiólogo y el clínico para hablar del plan general que deberá seguir, deciden utilizar otro estudio clínico para la quimioterapia y, por tanto, piensan que es mejor un método de radiación completa del seno.

Terapia sistémica. Ya que la terapia adyuvante proporciona beneficios en términos de una reducción en la recurrencia de la enfermedad y mejor expectativa de supervivencia en varios grupos de pacientes, Jane estaba ante una difícil decisión. Existen varios factores que deben

Esquema B-38

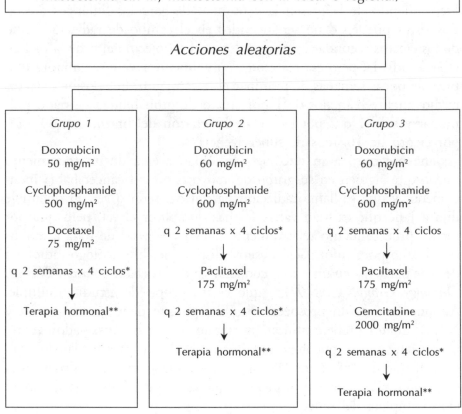

Cáncer de mama operable
Ganglios histológicamente positivos

Estratificación

- Número de ganglios positivos (1-3, 4-9, 10+ ganglios)
- Estatus del receptor de hormonas (ER y PgR negativos, ER y/o PgR positivos)
- Tipo de cirugía y radioterapia programada (lumpectomía y RT local sin RT de la regional RT, lumpectomía + RT local con RT regional, mastectomía sin RT, mastectomía con RT local o regional)

Acciones aleatorias

Grupo 1

Doxorubicin
50 mg/m²

Cyclophosphamide
500 mg/m²

Docetaxel
75 mg/m²

q 2 semanas x 4 ciclos*
↓
Terapia hormonal**

Grupo 2

Doxorubicin
60 mg/m²

Cyclophosphamide
600 mg/m²

q 2 semanas x 4 ciclos*
↓
Paclitaxel
175 mg/m²

q 2 semanas x 4 ciclos*
↓
Terapia hormonal**

Grupo 3

Doxorubicin
60 mg/m²

Cyclophosphamide
600 mg/m²

q 2 semanas x 4 ciclos
↓
Paciltaxel
175 mg/m²

Gemcitabine
2000 mg/m²

q 2 semanas x 4 ciclos*
↓
Terapia hormonal**

---

* Primera profilaxis necesaria con pegfilgrastim o filgrastim.

**Las mujeres con un tumor ER positivo y/o PgR positivo deberán comenzar una terapia hormonal no antes de tres semanas y no más de 12 semanas después de la última dosis de quimioterapia.

ser considerados para entender el beneficio preciso de esa terapia, incluidas sus características clínicas y moleculares. Como Jane tiene un cáncer de mama con ganglios linfáticos involucrados y receptores de estrógeno positivos, se someterá a una quimioterapia sistémica más una terapia hormonal. Ella ha buscado en varios sitios en la red de Internet, incluidos algunos artículos médicos que localizó utilizando el sitio de *National Library of Medicine* (biblioteca nacional de medicina). Los integrantes de su grupo de apoyo contra el cáncer constituyen una valiosa ayuda; sin embargo, dada la amplia gama de regímenes, Jane sigue dudando de cuál será la mejor elección, y llega a la conclusión de que no existe una opción óptima, sino varios tratamientos adecuados.

El doctor de Jane está de acuerdo con ella y le explica que la mayoría de los expertos recomiendan quimioterapia más una terapia hormonal para las mujeres premenopáusicas que han tenido cáncer de mama con ganglios linfáticos involucrados, pero aún existen opciones entre regímenes que incluyen distintas programaciones y drogas o medicamentos. Jane y su doctor decidieron que la mejor manera de llegar a una decisión sería unirse a un estudio clínico, que podría ayudarle y también generaría conocimiento nuevo. El oncólogo clínico de Jane participa en estudios clínicos de *National Surgical Adjuvant Breast Project*, NSABP (proyecto nacional sobre la cirugía adyuvante del seno), de manera que eligieron una prueba NSABP B-38. El esquema de dicha prueba aparece en la ilustración 9.1. El siguiente paso de Jane fue firmar el formato de consentimiento.

Terapia combinada. El protocolo del estudio clínico determina los parámetros para la terapia combinada. La secuencia de los tratamientos dependerá de la rama de estudio seleccionado por el procedimiento de acción aleatoria. Habiendo expuesto todas las opciones, Jane está contenta de saber que todos los aspectos del tratamiento en el estudio clínico tienen como base los lineamientos formales y que le aseguran

---

Ilustración 9. Esquema representativo de un estudio clínico.

Jane será tratada con la prueba NSABP B-38, ya que es elegible porque su cáncer de mama es operable y tiene ganglios histológicamente positivos. Antes de la acción aleatoria para el tratamiento le será asignada una categoría de acuerdo con los criterios listados en el segundo recuadro (estratificación). Después el centro estadístico NSABP hará saber al doctor en qué grupo Jane ha sido asignada al azar para recibir tratamiento.

un cuidado de calidad para que la patología sea revisada y tanto los medicamentos como la radiación le sean administrados según el protocolo.

Estudio clínico. Será seguida la prueba NSABP.

Consideraciones personales

Jane debe considerar varios asuntos personales al decidirse por algún tratamiento. Una mastectomía radical modificada puede tener gran impacto en el cuerpo de una mujer, y la quimioterapia significa perder el cabello. Las mujeres en la familia de Jane quizá se preocupen por su propia salud, y tal vez exista la posibilidad de hacer una reunión con el oncólogo y el genetista para considerar un programa de salud para las familiares. Sin embargo, como mencioné en el Capítulo 2, una predisposición genética hacia el cáncer incluye también los problemas como la cobertura de un seguro médico y la discriminación en el trabajo, así como los asuntos médicos y psicológicos. Por tanto, es necesario hablar con un consejero antes de cualquier examen que sea practicado por causas hereditarias.

Algo que preocupa a Jane es el tiempo que requiere una terapia combinada, pues debe asegurarse de que alguien se encargue de sus hijos. Los días en que Jane reciba tratamiento, su esposo o una amiga se encargarán de llevar a su hija de 10 años a su clase de música. Como Jane planea seguir trabajando durante su tratamiento, deberá concertar sus citas para la radioterapia hacia el final del día. De ahí que deba arreglar salir un poco antes del trabajo, y tendrá que ausentarse un día cuando reciba quimioterapia.

Plan final

Jane se ha decidido por un tratamiento para conservar su seno, descartando la mastectomía. En un procedimiento por separado, el cirujano le extirpó ocho ganglios linfáticos de la axila derecha y el patólogo descubrió que uno de ellos estaba infiltrado (involucrado) con el tumor. Su etapa clínica cambió de CS IIA a PS IIB (T2N1M0). Jane participará en el estudio clínico; ha desarrollado una buena relación con la enfermera de investigación oncológica, que la ayudará con mantenerla informada acerca del programa del protocolo. A Jane le han asegurado que el protocolo es suficientemente flexible para que estén al pendiente por si hay una baja en el conteo de su sangre, infecciones y otras reacciones. De manera que el protocolo no sólo le asegura un cuidado de calidad, sino que los lineamientos son claros en cuanto a los cambios de programaciones, tomando en cuenta lo que suceda a cada paciente.

Jane se siente muy optimista acerca de la posibilidad de recuperarse por completo; agradece todo el progreso logrado en los tratamientos después de décadas de investigaciones en laboratorio, así como la buena voluntad de quienes, antes que ella, se sometieron a pruebas clínicas. Además está feliz de participar en una prueba aleatoria porque le será administrado un buen tratamiento y también ayudará a otras personas en el futuro.

Después de una breve plática con el consejero en genética, Jane toma una decisión en contra de un examen genético porque no tiene un historial de familia con cáncer de mama o de ovario. Estuvo de acuerdo con el estudio para el perfil molecular de su tumor en el seno, aunque eso no influyó en su decisión. Se enteró por su grupo de apoyo contra el cáncer que varias aseguradoras no cubren el examen, y entiende que tendrán que transcurrir algunos años para que la nueva tecnología sea sometida a una adecuada estandarización, la aprobación de FDA y la validación de las pruebas clínicas adicionales. Sabe que el uso inapropiado o prematuro de las nuevas tecnologías puede causar daño. A su oncólogo le informó que, si algún investigador quisiera utilizar el perfil de su tumor para un estudio, con gusto ella le proporcionaría toda la información necesaria. Por último y con la asistencia de las integrantes de su grupo de apoyo, se decide a hacer campaña para aumentar la ayuda en la investigación del cáncer y abogar por las pruebas clínicas.

Caso de estudio 3

En este caso veremos cómo una persona puede enfrentarse al cáncer que se le descubre con un análisis rutinario de sangre, así como la manera en que una persona que es diagnosticada en una etapa temprana puede elegir entre dos tratamientos efectivos para una enfermedad como el cáncer. Como en el caso de Jim K., el cáncer de próstata que no es descubierto mediante un examen físico o un estudio de imagenología, sino por un análisis del PSA en la sangre, es llamado *incidental.** El examen del PSA (antígeno prostático específico) es utilizado de manera rutinaria por varios médicos para examinar a hombres mayores en la detección del cáncer de próstata. Las características clínicas y patológicas individuales de cada cáncer determinan si éste requiere tratamiento inmediato o no. Conforme dicho análisis de sangre detecta más y más cánceres de próstata en hombres maduros, más importante se vuelve la interrogante sobre quién necesita tratamiento inmediato y quiénes pueden ser observados y recibir tratamiento si la enfermedad avanza; tal enfoque se conoce como espera vigilante. Dicha interrogante es crucial tanto para los pacientes individuales, que sufren los efectos secundarios de un tratamiento, como para quienes se deciden por contratar un seguro médico, ya que los costos por los tratamientos pueden ser muy elevados. Lo anterior demuestra que existen beneficios reales de recibir un tratamiento temprano, pero que no hay necesidad de alarmar a nadie injustificadamente, cuando una condición tal puede no afectar la salud de una persona. En la lista de verificación de Jim K. se muestra la clase de información que sería añadida para un hombre con un cáncer incidental de próstata.

Historia médica

Jim K. es un hombre saludable, casado, de 68 años de edad; se jubiló de su trabajo y como pasatiempo se dedica a excursionar y esquiar. Aunque su actividad sexual ha decaído en los últimos años, es sexualmente activo. Un examen físico de rutina, incluido un tacto rectal, indicó que su próstata era normal. Sin embargo, el resultado del análisis del PSA de sangre estuvo ligeramente elevado: 4.5 contra lo normal, que es menos de 4. Aunque el resultado no era para alarmarse, el doctor de Jim se preocupó porque los números arrojados en análisis de años anteriores habían sido de 2.5, 2.2, 2.7, 2.6, 2.5, 3.6 y 4.5, respectivamente. Ello representaba un aumento en la velocidad de PSA durante los últimos dos años (de 2.5 a 4.5). Los resultados de su química sanguínea y otros exámenes fueron normales.

---

* [N. de las T.: PSA es una sustancia proteica sintetizada por la próstata normal y cuya función es la disolución del coágulo seminal.]

Como Jim sabía de algunos de sus amigos y figuras públicas a quienes les habían diagnosticado cáncer de próstata, aceptó someterse a un sonograma vía rectal (*ultrasonido transrectal*, TRUS), así como a una biopsia de la próstata, en que una aguja es insertada para remover tres capas de tejido de cada lado de la glándula, llamada biopsia sextante.

Diagnosis

Aunque el sonograma no reveló anormalidades, la biopsia con aguja mostró que una de las tres capas del lado izquierdo de la glándula contenía células cancerosas (calificación Gleason, 6 de 10) y 20 por ciento de esa capa era cancerosa. El lado derecho de la glándula estaba bien.

Estudios de estadificación

Estadificación clínica. Como lo esperaba el doctor, un escaneo óseo y una tomografía computarizada de la pelvis resultaron normales. Una resonancia magnética utilizando un serpentín situado en el recto (resonancia endorectal) mostró una anormalidad del lado izquierdo de la glándula que la cápsula no pudo alcanzar. De acuerdo con el sistema TNM, la etapa del cáncer de Jim era CS T1CN0M0, que significa que no podía sentirse ninguna masa, el tumor fue detectado sólo con el análisis de sangre, pues la resonancia magnética no detectó que los ganglios linfáticos estuvieran involucrados y el escaneo óseo fue normal. TIC es una denominación relativamente nueva, que indica que el tumor fue detectado mediante el análisis rutinario de sangre. En el caso de Jim, el tumor estaba confinado a menos de un cuarto de la glándula y la calificación Gleason fue baja, de manera que su pronóstico era excelente. Otros hombres con cánceres TIC quizá tendrían características patológicas diferentes que arrojarían una prognosis menos favorable.

Estadificación patológica. No fueron practicadas biopsias adicionales.

Lista de verificación del paciente

Nombre: Jim K.

Diagnosis

Tipo de tumor y dónde se localiza: cáncer "incidental" de próstata que fue localizado en la glándula.

Estudios de estadificación clínica

Etapa clínica: CS A1 o TIC.

Análisis de sangre: análisis del antígeno prostático específico (PSA) de 4.5 (resultado normal es de menos de 4). El antígeno prostático específico duplicó su presencia en dos años. Todos los otros análisis de sangre resultaron normales.

Estudios de imagenología: escaneo óseo, tomografía computarizada de la pelvis, ultrasonido transrectal de la próstata (sonograma) todos normales. La resonancia magnética endorectal mostró anormalidad de más de un cuarto de la glándula y sólo confinada a la glándula.

Estudios patológicos de estadificación

Etapa patológica: la biopsia inicial obtuvo una calificación Gleason de 6/ 10 en una de las tres capas del lado izquierdo de la glándula; 20 por ciento de ésta contenía cáncer. En el lado derecho de la glándula, las tres capas fueron normales.

Biopsias adicionales: no se practicaron.

Opciones de tratamiento

Observación cuidadosa sin un tratamiento inmediato.

*Cirugía

Duración y extensión del procedimiento de hospitalización: prostatectomía cuidando los nervios, que requiere menos de una semana de hospital, aproximadamente dos a tres semanas con catéter, y de cuatro a seis semanas de recuperación en casa.

Efectos secundarios: pérdida del control urinario durante algunas semanas o meses, pérdida de la habilidad para tener relaciones sexuales (a corto plazo). De 40 a 70 por ciento de probabilidad de pérdida permanente de potencia sexual, con ayuda de medicamentos para tratar la disfunción eréctil; 2 por ciento de probabilidad de sufrir incontinencia urinaria permanente (a largo plazo).

Resultados esperados: aproximadamente 80 por ciento de supervivencia a los 10 años. Si el examen patológico muestra una calificación Gleason más elevada, mayor infiltración de la próstata por un tumor o células cancerosas más allá de la cápsula, la prognosis podrá bajar a sólo 60 por ciento de supervivencia a los 15 años.

*Radioterapia

Región del cuerpo que será tratada: próstata y los márgenes alrededor.

Teleterapia o radioterapia externa. La radioterapia conformada en tres dimensiones (RT3D) o la radioterapia con intensidad modulada (IMRT).

Duración del tratamiento: 38 tratamientos, cinco días por semana durante casi ocho semanas.

Efectos secundarios: frecuencia en la necesidad de orinar y defecar, que casi siempre se arregla después de uno a tres meses de la radiación (a corto plazo). Diez por ciento de probabilidad de presencia de sangre en orina o heces, de 2 a 5 por ciento de probabilidad de problemas incómodos al orinar o defecar, de 50 a 70 por ciento de inhabilidad para tener relaciones sexuales (a largo plazo).

Braquiterapia o radioterapia interna. Existen dos tipos de braquiterapia, uno de alta dosis con implantes temporales o permanentes con "semillas" o isótopos radioactivos. Se utilizan isótopos hechos con base en yodo o paladio.

Duración del tratamiento: los implantes requieren un procedimiento que dura sólo pocas horas.

Efectos secundarios: en las primeras semanas puede haber frecuencia urinaria y riesgo de obstrucción urinaria (a corto plazo). De dos a cinco por ciento de riesgo de incomodidad urinaria; impotencia, 40 a 50 por ciento de inhabilidad para tener relaciones sexuales (a largo plazo). Existen medicamentos que ayudan en la disfunción eréctil.

Resultados esperados: supervivencia libre de enfermedad de 90 por ciento a los cinco años, 75 por ciento a los diez.

*Terapia sistémica

Fármacos o agentes que podrán ser utilizados o considerados: ninguno.

*Terapia combinada

Ninguna está planeada.

*Estudio clínico

Sólo la observación inicial; tratamiento sólo si la enfermedad avanza.

Resumen de opciones de tratamiento

Observación. No hay tratamiento programado a menos que la enfermedad avance.

Prostatectomía radical salvando los nervios.

Radioterapia utilizando la radiación externa conformada en tres dimensiones o la radioterapia interna modulada. Braquiterapia con semillas radioactivas o alta dosis de braquiterapia.

Plan final

Radioterapia con braquiterapia.

Opciones de tratamiento

Antes de exponer las opciones de tratamiento para Jim, una importante pregunta por plantear es si su cáncer se convertirá en un problema clínico. La respuesta dependerá de los temas presentados en los capítulos 3 y 6; es decir, de la historia natural del tumor (la manera en que se comportará si no es tratado), la condición general de la persona y las expectativas de su supervivencia. Todos los tratamientos contra el cáncer de próstata tienen efectos secundarios. ¿Creará el tratamiento más problemas a Jim de los que resuelva?

Como Jim es un hombre saludable de 68 años y tiene una buena probabilidad de vivir entre 15 y 20 años más, él prefiere enfrentar su problema médico antes que sea tarde. Le preocupa conservar su potencia sexual, pero estaría más preocupado por un cáncer sin tratar y está dispuesto a aceptar ese efecto secundario, si puede conservar otras de sus actividades. En consecuencia, piensa que el tratamiento es una opción lógica.

El hecho de que la enfermedad esté confinada a la glándula prostática y presente buenas características patológicas, significa que no será necesaria una terapia sistémica. En el cáncer de próstata, un tratamiento sistémico incluye la remoción de la testosterona (hormona masculina) por medio de medicamentos. Lo que Jim puede elegir son modalidades locales: cirugía o una radioterapia. Ningún estudio clínico ha comparado adecuadamente la efectividad de los dos tratamientos. Sin embargo, en la práctica, las tazas de supervivencia en ambos tratamientos parecen similares, de manera que la elección del tratamiento dependería en principio de los distintos efectos secundarios.

Cirugía. Si Jim y su doctor eligen la cirugía, el procedimiento sería una prostatectomía radical sin afectar los nervios, que requiere una semana de hospitalización. En tal procedimiento, el urólogo intenta retirar la glándula prostática completa sin afectar los nervios que controlan las erecciones y se encuentran en ambos lados de la glándula. A la vejiga del paciente se le introduce un catéter por dos o tres semanas, con una recuperación en casa de cuatro a seis semanas. La probabilidad de que el tumor sea extirpado por completo es aproximadamente de 90 por ciento. Con un seguimiento adecuado y los exámenes de PSA, las probabilidades de supervivencia para el paciente 10 años después de la cirugía serán de aproximadamente 80 por ciento. Después de que la próstata es extraída, un patólogo examinará detenidamente la glándula completa. Si éste encuentra rasgos que indiquen mayor infiltración del tumor de la glándula o que se haya extendido más allá de la cápsula, o si encuentra que la calificación Gleason del paciente es mayor a la original, entonces su prognosis será menos favorable. Si la enfermedad se ha diseminado localmente más allá de la glándula, una radioterapia postoperatoria puede ser recomendada.

Los efectos secundarios a corto plazo de la cirugía pueden incluir la pérdida del control urinario (incontinencia), que puede durar de pocas semanas a meses o más, y la pérdida de la potencia sexual, que puede durar varios meses o ser permanente. Los efectos a largo plazo incluyen de 50 a 70 por ciento de riesgo de sufrir impotencia permanente y 2 por ciento de riesgo de sufrir incontinencia urinaria permanente. La impotencia por disfunción eréctil puede ser tratada con medicamentos, que en ocasiones son efectivos.

Radioterapia. Si Jim y su doctor eligen una terapia de radiación externa, la glándula de la próstata y los ganglios linfáticos serán radiados durante cinco días por semana, siete u ocho semanas en un total de 38 tratamientos. Durante tres meses del tratamiento, Jim tendrá frecuentes movimientos peristálticos y ganas de orinar. A la larga, habrá 10 por ciento de posibilidad de que aparezca algún sangrado en su orina o en las heces; de 2 a 5 por ciento de probabilidad de sufrir incómodos problemas urinarios o al defecar; y de 50 a 70 por ciento de posibilidad de padecer impotencia por disfunción eréctil, pero que puede ser tratada exitosamente con medicamentos. La taza de supervivencia libre de enfermedad para hombres en una etapa parecida de cáncer de próstata después de una radioterapia es de cerca de 75 por ciento a los 10 años. Una forma de radiación alternativa son los implantes radioactivos (braquiterapia), popular en pacientes con una prognosis favorable, como Jim. Los factores de alto riesgo que podrían afectar el resultado y la selección del tratamiento pueden diferir en cada sistema de estadificación, pero ejemplos de tales riesgos incluyen un nivel de PSA por encima de 10ng/ml, un nódulo prostático más grande que la mitad de un lóbulo (T2B), o una calificación Gleason de 7 o más. La presencia de un factor de riesgo significa que el paciente está en riesgo intermedio y dos o tres de éstos, quiere decir que el paciente se halla en alto riesgo. Un grupo considerado en alto riesgo recibirá una terapia hormonal como parte del tratamiento, aunque dicha terapia también puede ser utilizada para pacientes de riesgo intermedio, pero no en los de poco riesgo. También, al decidir entre una braquiterapia y una radioterapia externa, la anatomía local es importante; si el ganglio está situado en la orilla de atrás de la glándula, podrán ponerse pocas semillas alrededor del tumor. La braquiterapia es un procedimiento de un día durante el cual semillas o isótopos radioactivos son implantados en la glándula prostática. Los efectos secundarios incluyen una leve incomodidad urinaria durante algunas semanas y una posible obstrucción urinaria temporal. La impotencia por disfunción eréctil ocurre en menos de la mitad de los pacientes y puede ser eficazmente tratada con medicamentos.

Terapia sistémica o combinada. Ninguna de las dos forma parte del tratamiento ideado para Jim.

Estudio clínico. En ciertos estudios clínicos, los investigadores comparan la efectividad de una dosis estándar de radiación con dosis mayores. Las dosis mayores pueden eliminar más células cancerosas, pero también pueden causar mayor daño al tejido normal. Éstas son utilizadas en cánceres con prognosis desfavorables (pacientes con alto riesgo o intermedio, como fue descrito antes).

Consideraciones personales

Jim siempre ha tenido actividad física, y los efectos secundarios potenciales tanto de la cirugía como de la radioterapia son importantes para él. Después de una cirugía, no podría tener actividad física muy vigorosa durante cerca de seis meses. Un problema a largo plazo podría ser la inhabilidad por controlar la orina si se esfuerza. Después de una radiación externa, podría encontrarse con que, debido a que el tratamiento cicatrizó parte de su vejiga y recto, orinaría y defecaría con mayor frecuencia. La braquiterapia parece que tiene pocos efectos secundarios en cuanto al recto, y la nueva clase de medicamentos para tratar la disfunción eréctil está ayudando a muchos hombres para obtener al menos una erección parcial después de todas las terapias para el cáncer de próstata local. Tanto él como su esposa piensan que la probabilidad de sufrir incontinencia afectaría el estilo de vida de Jim, pero se sienten animados por las nuevas investigaciones en desarrollo, y tratan de reconocer que si ese tratamiento no lo cura, existen otros muy buenos. Jim tiene una vida por delante y es poco probable que muera a causa de su cáncer de próstata. La conclusión es que una braquiterapia es la solución.

Plan final

Jim entiende que quizá tanto la cirugía como una terapia de radiación le hagan bien, pero como tiene tanta actividad física, decide que el riesgo de sufrir incontinencia debido a una cirugía, aunque es en extremo bajo, no es un albur que quiera tomar. Por tanto, se decide por una radioterapia con braquiterapia.

Caso de estudio 4

Éste es el caso de Mary B. que muestra una situación en que el plazo de supervivencia es reducido. En una circunstancia tal, el propósito del tratamiento es usualmente paliativo más que curativo; es decir, el tratamiento es proporcionado para aliviar los síntomas del paciente, no para curar la enfermedad. La clase de información acerca de la prognosis y las opciones de tratamiento, entre otras, que serían necesarias en un caso así, ha sido registrada en la lista de verificación del paciente.

Historia médica

Mary B. es una mujer divorciada, con dos hijos casados y que ha sufrido dolores de cabeza en aumento durante varios meses. Ella trabaja como contadora y comparte su casa con su madre, que a sus 79 años de edad, sigue activa y es autosuficiente. El doctor de Mary le pidió que se hiciera una tomografía computarizada del cerebro, y ésta reveló un tumor.

Diagnosis

Mary fue remitida con un neurocirujano, que ordenó una resonancia magnética para definir mejor el sitio y límites del tumor. El cirujano, entonces, realizó la extracción de una biopsia. Durante la cirugía, el neurocirujano vio que podía quitar sólo una cantidad limitada del tumor sin dañar la habilidad para funcionar de Mary. El tejido extraído reveló un gliobastoma, un tumor extremadamente maligno.

Estudios de estadificación

Dado que la resonancia magnética definió la extensión del tumor de Mary, no fueron necesarios otros exámenes clínicos o patológicos.

Opciones de tratamiento

Como la prognosis de Mary es tan poco alentadora, ningún tratamiento estándar efectivo está disponible. Sin embargo, si ella decide seguir alguno, la mayoría de los doctores elegirían una radioterapia y una quimioterapia. Dado que la tasa de curación de la enfermedad de Mary es excesivamente baja, dichos tratamientos servirán como paliativo (reducirán sus síntomas) más que ofrecerle una posibilidad de curación.

Cirugía. La biopsia y remoción de parte del tumor fue la única posibilidad de practicar una cirugía. De haber sido atendida en un centro médico principal de ayuda contra el cáncer, Mary quizá habría decidido ser atendida ahí o al menos mandar sus estudios de resonancia magnética para saber si podían extraer algo más del tumor.

Lista de verificación del paciente

Nombre: Mary B.

Diagnosis

Tipo de tumor y dónde está localizado: tumor cerebral, glioblastoma multiforme.

Estudios de estadificación clínica

No fue utilizado algún sistema de estadificación.
Análisis de sangre: ninguna en especial.
Estudios de imagenología: tomografía computarizada y resonancia magnética del cerebro que revelaron un tumor.

Estudios patológicos de estadificación

Ninguno.

Opciones de tratamiento

*Cirugía

Duración y extensión del procedimiento de hospitalización: extracción de lo más posible del tumor sin causar pérdida de las funciones. Requiere de cuatro a cinco días de hospital.

Efectos secundarios: pérdida del cabello por haber rasurado el sitio para la cirugía. Alguna pérdida posible de la función neurológica, dependiendo de la localización del tumor.

Resultados esperados: supervivencia media de seis meses sólo con la cirugía.

*Radioterapia

Región del cuerpo que será tratada: tumor y cerebro alrededor (márgenes).

Duración del tratamiento: cinco tratamientos por semana durante seis semanas.

Efectos secundarios: pérdida del cabello, irritación de la piel (a corto plazo). Posible daño cerebral, dependiendo de la dosis utilizada.

Resultados esperados: aumentará su media de supervivencia en aproximadamente cuatro meses adicionales (a 10 meses).

*Terapia sistémica

Fármacos o agentes por ser utilizados: temozolomide.

Programación del tratamiento: oral, diario con la radiación. Luego seis ciclos, cada uno de 28 días con píldoras durante los primeros cinco.

Hospitalización requerida: no.

Efectos secundarios: náusea, bajo conteo de la sangre (a corto plazo). Probablemente ninguno (a largo plazo).

Resultados esperados: puede añadir algunos meses a su supervivencia (la media es de 14 meses).

*Terapia combinada

Cirugía, seguida por radioterapia más quimioterapia, luego otra quimioterapia.

Resultados esperados: el uso de tres modalidades de tratamiento puede aumentar la supervivencia de 12 a 14 meses o más.

*Estudio clínico

La fase I o II del estudio clínico que está siendo desarrollado con un tratamiento nuevo, que puede consistir en 1) nuevas técnicas de radioterapia que aumentan la dosis para el tumor, 2) nuevos fármacos (sensibilizadores a la radiación), que hacen la radiación más efectiva o 3) nuevos medicamentos dirigidos a las moléculas o agentes biológicos.

Resumen de opciones de tratamiento

Cirugía seguida por una radioterapia.

Cirugía seguida por radioterapia y luego quimioterapia.

Cirugía seguida por radioterapia y quimioterapia utilizadas simultáneamente.

Plan final

Radioterapia y quimioterapia simultáneas, seguidas por quimioterapia después de que la radiación haya concluido. Estudio clínico cuando la enfermedad se agrave.

Radiación. Si Mary elige someterse a una radioterapia en el tumor y el tejido circundante, recibirá cinco tratamientos por semana durante seis semanas. Es posible que dicho tratamiento aumente su supervivencia en cuatro meses, aproximadamente. Los efectos secundarios a corto plazo podrían incluir la pérdida del cabello e irritación de la piel. Dependiendo de la dosis de radiación, a largo plazo Mary podría sufrir mayor daño en su cerebro.

Terapia sistémica. Dado que Mary está básicamente sana, sus médicos utilizarían una droga llamada temozolomide (Temadar®) que es administrada mediante una píldora diaria junto con la radiación, seguida por seis ciclos de quimioterapia con píldoras durante cinco días cada cuatro semanas. Los efectos secundarios principales son la náusea, el vómito y un bajo conteo en la sangre.

Estudio clínico. Si a Mary le interesa participar en la fase I o la fase II del estudio clínico, puede encontrar qué pruebas están disponibles si consulta a su doctor, un centro contra el cáncer o un instituto privado. Algunas de tales pruebas clínicas están investigando nuevas drogas, conocidas como sensibilizadores de radiación, que aumentan la eficacia de la radioterapia. Otras pruebas están probando medicamentos contra el cáncer o agentes biológicos, como la terapia genética o la terapia molecular dirigida.

Consideraciones personales

Por razones obvias, Mary necesita adaptarse ante el shock de descubrir que padece una enfermedad mortal. Debe hacer planes para ver quién ayudará a su madre. Por fortuna, su hermana vive cerca y uno de sus hijos reside en la ciudad vecina. Su doctor ha aliviado parte de su dolor emocional al hacerle notar que muchos pacientes en su situación disfrutan de buena calidad de vida durante meses y, aun, años. Cuando Mary esté lista, deberá atender asuntos legales y financieros tan pronto como le sea posible, para evitar futuras frustraciones tanto a ella como a sus familiares.

Programas paliativos han hecho mejoras drásticas en la calidad de los pacientes y sus familiares. Ante una enfermedad tan seria, quizá Mary necesite de alguna organización con un programa tal, una decisión que deberá tomar junto con sus doctores.

Plan final

Mary se someterá a la nueva combinación de radiación más la temozolomide. Definitivamente participará en un estudio clínico en el momento en que su tumor esté peor (avance). Espera que el nuevo tratamiento no sólo la beneficie, sino que también proporcione nuevos datos para ayudar a futuros pacientes.

Epílogo

En mi práctica he observado que los pacientes y sus familias son capaces de tomar decisiones sabias una vez que tienen las herramientas disponibles para hacerlo. Los pacientes entendidos, bien informados, son aliados extremadamente valiosos del profesional en el cuidado de la salud que está involucrado en el tratamiento del cáncer, porque son capaces de participar de manera activa y más cómoda en todo el proceso del cuidado para cáncer: desde la etapa de la toma de decisiones a lo largo del tratamiento hasta el periodo del seguimiento a largo plazo.

Mi intención al escribir este libro-guía fue ayudarte a ti y a los miembros de tu familia a sentirse más cómodos al enfrentar tu enfermedad y, si tuvieras que elegir un tratamiento, darte la información que necesitas para participar en las decisiones acerca del tratamiento. Es mi deseo que todas las personas con cáncer, así como los médicos puedan lidiar con los asuntos personales que inevitablemente surgen cuando el cáncer es diagnosticado. En vista de los sentimientos devastadores que acompañan el diagnóstico, muchos de mis pacientes han cambiado sus prioridades y los objetivos en su vida. Su vida ahora es más rica y significativa que antes del diagnóstico. Me siento muy afortunado de tener cerca a tantas personas que padecen esa enfermedad porque están enseñándome cómo vivir.

Este libro no hubiera sido posible sin la asistencia de Elizabeth Bowman, quien ayudó a dar forma a la primera edición, y de mi editor en Johns Hopkins University Press, Jacqueline Wehnueller, cuya sabiduría y experiencia hicieron de ese esfuerzo algo patente. También agradezco a mi esposa, Karolynn, así como a Davi y a Bruce Chabner por su consejo editorial, y a Susan Lantz por su ayuda editorial en la segunda edición.

Los avances alcanzados en la investigación sobre el cáncer han sido contundentes desde la primera edición de este libro; ese conocimiento ha influido en el resultado de los tratamientos, aunque mucho más despacio de lo que quisiéramos. Obtener tiempo y dinero para la investigación siempre es un reto y me impresionan los esfuerzos de mis colegas, la comunidad de investigadores y las personalidades públicas que prestan su apoyo a esa noble causa. La segunda edición de la presente obra hace aún más énfasis en las pruebas clínicas que en la primera, porque hay varios tratamientos nuevos que deben ser estudiados. En las tres décadas que llevo como oncólogo he aprendido de manera constante acerca de la valentía y la determinación del ser humano, y estoy seguro de que hablo por todos los que estamos comprometidos en la guerra contra el cáncer al expresar nuestra enorme gratitud por el altruismo y valor de los voluntarios para las pruebas clínicas.

Alcanzar el éxito en el cuidado del cáncer funciona mejor cuando el paciente es parte integral de la lucha por un interés común. Tu retroalimentación por escrito, en cuanto a lo útil que encontraste este libro, sería bienvenida, así como tus sugerencias para mejorarlo. Recibiré tus comentarios dirigidos a mí en:

The Johns Hopkins University Press
2715 N. Charles Street
Baltimore, MD 21218-4363

Biología molecular del cáncer

En el Capítulo 2 fueron descritos los conceptos fundamentales de la estructura y funcionamiento tanto de las células normales como de las células cancerosas. Los principales componentes de una célula pueden verse en la ilustración 2, y la 3 resume las etapas del ciclo de la división celular, en que una célula se divide en dos. Los biólogos moleculares, celulares y estructurales han desarrollado elegantes métodos para estudiar los procesos básicos en una célula. Algunos de tales métodos (los que están directamente relacionados con la etiología y diagnóstico del cáncer) están descritos en esta sección.

Estudio de los genes

Los cromosomas están compuestos por genes. En el proceso descrito más adelante, los genes son el anteproyecto para la fabricación de proteínas, y son esas proteínas por medio de las que los genes funcionan en la célula. Sólo una parte del gen es convertido en proteínas, mientras que otras partes no. Esas otras partes pueden ser de regulación, mediante las que el gen es controlado, o pueden ser "silenciosas" (es decir, sin una función actual, aunque durante los últimos cinco años, los científicos han aprendido que la parte silente de los genes está activa, controlando cuáles genes son expresados). Las partes de un gen que son convertidas en proteínas se llaman *exón,* y las partes entre los exones son llamados *intrones.*

Transcripción genética

La transcripción genética es el proceso mediante el cual el ARN mensajero (ARNm) se forma de una molécula de ADN; por medio de ese proceso, la información genética es transferida desde el ADN al ARNm.

La ilustración 10 detalla el proceso de la transcripción genética. La región que controla cada gen está situada ante, o hacia arriba en contracorriente, de la parte del gen que será transcrito. El ARN mensajero (ARNm) fabricado durante la transcripción genética contiene toda la información necesaria para hacer nuevas proteínas. El ARNm es procesado y transportado al citoplasma, donde, en estructuras llamadas ribosomas, es transferida a una nueva proteína.

Para que un gen sea activado, las proteínas adecuadas deben ser situadas en la región de control del gen. Las proteínas reguladoras que activan la transcripción genética (de nuevo, transformando el ADN en ARN) son llamadas *factores de transcripción*. Otras proteínas reguladoras pueden reprimir, o desactivar, la transcripción genética.

Si un gen ha de ser transcrito dependerá de las señales dentro o fuera de la célula. Por ejemplo, como fue descrito en el Capítulo 2, las moléculas llamadas receptores en la superficie de la célula pueden ser activadas por factores de crecimiento producidos por otras células. Tales factores de crecimiento (o *ligandos*) se adhieren o ligan al receptor y activan el proceso llamado *señal de transducción*, que incluye una red de comunicación dentro de la célula mediante la cual un receptor es activado y ejerce control sobre la expresión de un gen.

El proceso de la transcripción genética es cuidadosamente regulado mediante procesos estimulantes e inhibidores que mantienen un equilibrio estrecho. En una célula cancerosa, cualquiera de dichos procesos puede ser anormal: el factor de crecimiento, el receptor del factor de crecimiento, la señal de la ruta de transducción, las proteínas reguladoras, la región reguladora del gen o el producto del gen. Los distintos procesos proveen objetivos novedosos para la terapia del cáncer.

Las funciones del ARN son bastante más complejas de lo que se pensaba; no es del todo sorprendente, considerando que la vida dependía del ARN mucho antes de que existiera el ADN. El ARN puede funcionar como una enzima, llamada *ribosita*. Hace poco los científicos han mostrado que las pequeñas partículas de ARN pueden regular genes y también hacer la conversión de ARNm en proteína. Mediante un proceso llamado ARN interferencia (ARNi), las pequeñas partículas de ARN pueden en realidad ayudar a activar genes o a desactivarlos.

El ADN existe en la célula de manera bastante organizada. El ADN está rodeado por proteínas llamadas *histonas*. Las histonas están involucradas en silenciar los genes. Las enzimas que cambian a las histonas (por procesos llamados *metilación/demetilación* y *acetilación/desatilación*),

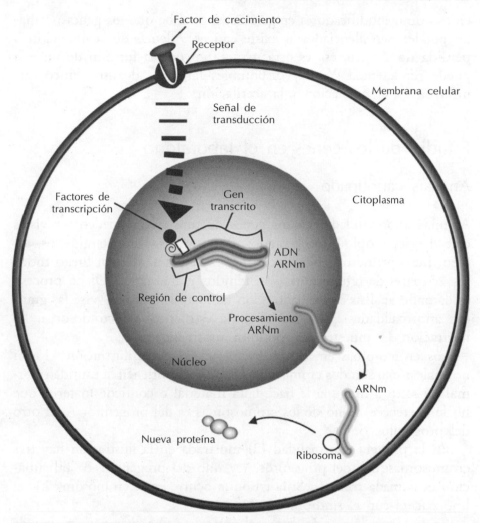

Ilustración 10. Procesos mediante los cuales un gen es activado.

Los genes están compuestos por ADN, que está en el núcleo. Cada gen tiene una región de control, situada ante (a contracorriente) de la parte del gen que es transcrito. Durante la transcripción genética, el ARN mensajero (ARNm) es producido; el ARNm tiene toda la información necesaria para hacer nuevas proteínas. El ARNm es procesado y transportado al citoplasma de la célula, donde es transferido en una nueva proteína en estructuras llamadas ribosomas.

también determinan qué genes serán activados y cuáles no. Esos procesos cambian las funciones de los genes, pero no la estructura actual de la base del ADN. Los procesos de metilación y acetilación son conocidos como modificadores epigenéticos. Se sabe que los genes normales pueden ser silenciados si existe cáncer. Además de la mutación o pérdida de un gen, ésa es otra manera en que la función de un gen puede ser alterada. Ya hay disponibles fármacos de uso clínico que influyen en la metilación y la acetilación.

Estudio de los genes en el laboratorio

Análisis cariotipado

Algunas anormalidades en los genes de una célula pueden ser vistas con el microscopio al observar los cromosomas. Para examinarlos, los científicos primero deben hacer que la célula se divida; luego todos los 23 pares de cromosomas son teñidos y analizados. Dicho proceso es llamado análisis cariotipado. Con tal análisis, pueden verse las grandes anormalidades que ocurren en la estructura del cromosoma. La ilustración 11 muestra tres posibles anormalidades.

Los cromosomas en la primera parte (1) de la ilustración 11 son normales: sólo son dos cromosomas y ambos contienen la cantidad normal de ADN (a ninguna le hace falta material o contiene material que no le pertenece). Uno de los cromosomas es del progenitor A, el otro del progenitor B.

En la primera anormalidad (2) mostrada en la ilustración hay tres cromosomas: dos del progenitor A y uno del progenitor B. Tal situación es llamada *trisomía*. Si la trisomía ocurre en el cromosoma 21, el hijo nacerá con el síndrome de Down.

En la tercera situación anormal (3) existe una *supresión* en uno de los cromosomas; es decir, falta la parte del cromosoma. Esa situación podría ser importante porque los genes de la parte faltante del ADN quizá sean vitales para el funcionamiento de la célula. En ese caso, la pérdida del gen produce una célula anormal.

La tercer anormalidad (4) es un cromosoma que ha sufrido lo que se conoce como *traslocación*: parte de un cromosoma ha sido reordenado y se adhirió a otro cromosoma. Lo que puede haber sucedido es que una región reguladora de un gen quizá terminó en el gen equivocado (la traslocación puede situar la región reguladora de un gen cerca de la región transportadora de otro). Eso podría significar que el gen es activado en un momento incorrecto. Si el gen es un gen de inspección

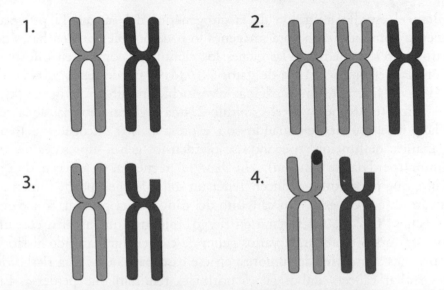

Ilustración 11. Anormalidades que pueden ocurrir en los cromosomas.

Éstas son grandes anormalidades que pueden ser vistas bajo el microscopio con una preparación especial de las células individuales. (1) par de cromosomas normales; (2) anormalidad conocida como trisomía, en la que hay un cromosoma de más; (3) falta parte de un cromosoma; (4) anormalidad llamada *traslocación*, en que parte de un cromosoma se ha adherido a otro. La mayoría de las mutaciones no puede ser vista y es estudiada utilizando técnicas de la biología molecular.

en el ciclo de la célula, la célula puede sufrir una división celular en el momento incorrecto.

Ten en mente las anormalidades mencionadas (trisomía, supresión, traslocación y silenciador de genes) conforme lees el texto que sigue. Cuanto tales anormalidades ocurren en un sitio crucial del material genético, aumenta el riesgo de contraer cáncer. Varias anormalidades de los genes son demasiado sutiles para ser detectadas con un análisis cariotipado, y requieren técnicas de la biología molecular.

Una técnica llamada FISH, por sus siglas en inglés (*hibidación fluorescente in situ*) permite observar todos los cromosomas. Hay un reactivo de color para cada cromosoma, de manera que si una partícula de un cromosoma se adhiere a otro (traslocación), eso puede ser notado, asumiendo que se trata de un pedazo grande. Los avances en la tecnología han conducido a la técnica SKY/M-FISH, por sus siglas en inglés (cariotipo espectral, hibidación fluorescente múltiple in situ). Dicha técnica y CGH, por sus siglas en inglés (genoma de hibidación comparativa) permiten el estudio avanzado de la citogenética del cáncer. El procesamiento computarizado para imágenes lo hace posible. Existen bases de datos públicas mediante las cuales los científicos comparten información. Por ejemplo, la base de datos SKY/M-FISH puede ser localizada en la red de Internet, en la página: www.ncbi.nlm.nih.gov/projects/sky.

Como fue expuesto en el Capítulo 2, una división anormal de la célula puede ocurrir, sea cuando son expresados los oncogenes activos (ganancia de función) o cuando se pierden los genes supresores de un tumor (pérdida de función). Un *oncogen*, recuerda, es un gen dominante que puede causar cáncer. Tener un solo oncogen puede fomentar el cáncer. Si "C" es el gen causante del cáncer, una persona con pares de genes "CC" o "Cc" estaría en riesgo, mientras que alguien con un par "cc" no. Sin embargo, varios genes de cáncer que han sido aislados son genes supresores de tumores; en ese caso para que exista riesgo de desarrollar cáncer, ambos genes normales tendrían que perderse. En otras palabras, el riesgo de desarrollar cáncer ocurre porque no existe la presencia de un gen normal. Si "N" es un gen normal, una persona con un par de genes "NN" o "Nn" no estaría en riesgo, porque el gen normal "N" está presente. Sólo una persona con un par de genes "nn" lo estaría.

Para que una persona con alelos "NN" esté en riesgo de desarrollar un cáncer específico, *ambos* genes tendrían que ser desactivados por una mutación, por un gen silenciador o por la pérdida de parte o todo el gen: una supresión. Eso requeriría dos eventos separados o "golpes" (*hits*), llamados "la hipótesis del doble *hit*". En una persona con alelos "Nn", sólo el gen "N" tendría que ser dañado. Por tanto, quienes son heterocigotos ("Nn") tendrán mayor tendencia a desarrollar cáncer durante su vida que quienes son homocigotos ("NN"). Las células que permanecen heterocigotos (que continúan teniendo un gen normal "N" y uno "n") no contraerán cáncer, mientras que una célula cancerosa puede ocurrir por la "pérdida de heterocigotos". Como los genes supresores de tumores son casi siempre parte de un desarrollo normal, es poco probable que se desarrollara un feto homocigoto ("nn").

Electroforesis en gel

Otro método para estudiar los genes en el laboratorio son las técnicas de la biología molecular para cortar las células del ADN en pequeñas partículas, utilizando enzimas especiales. El ADN es separado sobre un gel mediante un proceso llamado *electroforesis en gel*. Las partículas de ADN son situadas en una cavidad en una orilla del gel y una corriente eléctrica es introducida a dicho gel. Conforme las partículas de ADN migran hacia abajo del gel bajo el influjo de la corriente eléctrica, las partes más pequeñas migran más lejos que las de mayor tamaño. La flecha en la ilustración 12 indica en qué dirección migran.

La partícula específica de ADN en estudio es determinada por medio de un radioactivo o fluorescente que se adherirá sólo a esa secuencia de ADN (proceso llamado *hibridación*). La banda oscura horizontal en la ilustración indica que el agente se ha adherido a una partícula específica de ADN en el gel.

Los genes de cada progenitor pueden ser normales pero comportarse de diferente manera sobre el gel porque quizá haya una pequeña discrepancia en el tamaño. Como recordarás, sólo parte de un gen es transferido en proteína; existen áreas o regiones silenciosas o no transferidas. Las secuencias de material (llamadas *bases*) dentro del ADN pueden influir en el tamaño de un gen, pero no en su función. Algunas de tales secuencias son llamadas *repetición secuencial en cascada o tándem*. Por ejemplo, dentro de una región silenciosa, una región no transferida, un gen puede tener 100 repeticiones en tándem, mientras que otro puede tener sólo 50. Esto no afecta la función de los genes, pero el que tiene 100 es más pesado y no se moverá muy por debajo del gel.

Escenario 1. Detectando un gen anormal. En este ejemplo, el producto 1 tiene dos bandas normales, una de cada progenitor; el producto 2 tiene una banda normal y una anormal a la que le falta un pedazo de ADN; el producto 3 tiene una banda faltante. El producto 1 muestra dos bandas, que indica que el tamaño del gen por parte de cada progenitor es diferente (y en este caso, la diferencia es debida a que cada gen contiene distintos números de repeticiones en cascada o tándem). [Nota: En varias situaciones, la banda de cada progenitor es la misma, de manera que sólo una banda aparecerá en el producto (las bandas de los progenitores se sobreponen).] En el producto 2, nota el cambio en el gen más bajo que lo hace migrar más abajo en el gel. En este caso, una partícula de ADN ha sido *suprimida,* de modo que el ADN es más pequeño y migra más lejos. En el producto 3, una de las bandas parece perdida: un gen está faltando por completo.

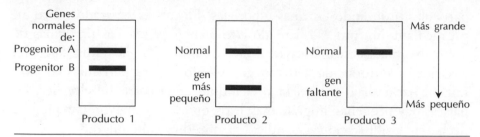

Ilustración 12. Detección de un gen anormal por medio de la electroforesis en gel.

El ADN es procesado mediante enzimas que cortan el ADN en puntos específicos, produciendo fragmentos de ADN de distintos tamaños. Luego, el ADN es puesto sobre un gel que separa los fragmentos por tamaño. Utilizando un agente, un gen específico puede ser localizado. El producto 1 muestra dos bandas porque el gen de uno de los progenitores es más grande que el del otro. En el producto 1, esta diferencia en tamaño es debida a la variación normal en los genes, llamada polimorfismo. En el producto 2, dado que la partícula o fragmento de ADN de uno de los progenitores no aparece, el gen más de abajo ahora migra más abajo en el gel. En el producto 3, falta uno de los genes.

Cuando las células normales en el cuerpo tienen dos bandas diferentes para el mismo gen, el patrón es heterocigoto, opuesto a homocigoto, cuando tienen la misma banda. Con frecuencia, los científicos comparan el patrón de electroforesis de las células normales con aquellas de un tumor. Si se pierde una de las bandas, casi siempre significa que la banda faltante tenía el gen supresor normal de tumores y que la banda que queda no contiene un gen normal. A este fenómeno se le llama "pérdida de heterocigoto", abreviado LOH, por sus siglas en inglés. Tal observación quizá no sólo explique la razón de que la célula se haya convertido en cancerosa, sino que también ayudará a los científicos a descubrir el gen supresor de tumor.

Escenario 2. Detectando un gen causante de cáncer en una familia. En la ilustración 13, el progenitor A tiene dos alelos distintos de cierto gen, de los cuales ambos son normales. Difieren sólo en tamaño porque contienen distinto número de repeticiones en cascada o tándem. El progenitor B tiene dos alelos. El de arriba es idéntico al de arriba del progenitor A; sin embargo, la secuencia en los genes del progenitor B ha sido analizada y se encontró que el gen de abajo es un gen anormal porque le falta una parte.

Como lo expliqué en el Capítulo 2, cada hijo recibe un gen (alelo) de cada par de genes de sus progenitores. Por tanto, entre los cuatro hijos de esos progenitores, el producto 2 y el 4 heredaron el alelo anor-

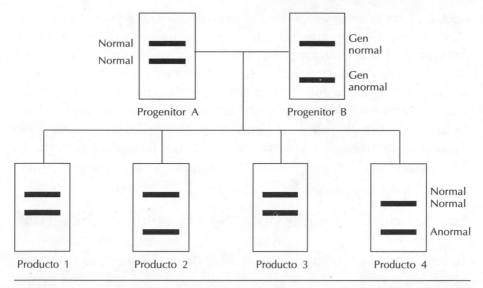

Ilustración 13. Detección de un gen causante de cáncer por medio de la electroforesis en gel.

El progenitor A tiene dos alelos distintos de cierto gen, y ambos genes son normales. Al gen del progenitor B que fue etiquetado "anormal" le falta una parte. Nota que el progenitor B ha transferido el gen anormal al producto 2 y al producto 4.

mal del progenitor B y tienen alto riesgo de desarrollar cáncer, mientras que el producto 1 y el 3 no enfrentan tal riesgo. Nota: El producto 2 y el 4 todavía tienen un alelo normal, de manera que no heredaron el cáncer, sólo el riesgo de desarrollarlo.

Secuencia de ADN

Varias anormalidades en un gen son tan sutiles que no aparecen en el análisis cariotipado ni en la electroforesis en gel. Para estudiar el defecto, debe establecerse la secuencia de la base que formó el gen. Los componentes del ADN son adenina, guanina, citosina y timina (AGCT). Esos cuatro componentes o bases forman el código genético. Hoy día es posible ver la secuencia de todas las bases de un gen. Los laboratorios comerciales han sido establecidos para analizar los genes y determinar si una persona está en riesgo de desarrollar cáncer.

Los genes pueden ser bastante numerosos, varios miles de pares. Para determinar si una anormalidad está presente en un gen, puede ser necesario ver la secuencia, sea en el gen completo o sólo en ciertos segmentos llamados "puntos calientes", que lo hacen propenso a mutar. Aunque algunas mutaciones pueden ser inofensivas, otras pueden ser muy dañinas. La observación de la secuencia en los genes puede revelar anormalidades, algunas serán importantes para la función de los genes y otras no. Muchos genes parecen comportarse de manera perfectamente normal, pese a que contienen anormalidades sutiles. Tales diferencias menores, a veces una sola base, son llamadas *polimorfismo*. En la actualidad, se hacen esfuerzos para clasificar el polimorfismo.

Estudio de las propiedades de las células cancerosas

Todas las células contienen una variedad de proteínas en su superficie. Algunas de estas células tienen un *linaje específico*, que significa que todas las células de ese tipo en el cuerpo contienen la misma proteína. Por ejemplo, las células linfáticas tienen diferentes proteínas en la superficie que las que cubren el estómago. En otros casos, una proteína puede sólo estar presente en las células cancerosas. Aunque rara, esa presencia es un blanco excelente para una terapia.

Inmunohistoquímica

Utilizando moléculas llamadas anticuerpos monoclonales, que contienen una marca fluorescente, un patólogo puede estudiar una sección de tejido mediante un panel de anticuerpos que pueden ayudar a determinar el tipo de tejido del cáncer; es decir, pueden ayudar a identificar las proteínas de un linaje específico. Ello representa gran ayuda para identificar los tipos de cáncer poco diferenciado o indiferenciado (que hace difícil determinar la célula de origen bajo el microscopio). El procedimiento de utilizar los anticuerpos monoclonales para los diagnósticos es conocido como *inmunohistoquímica*.

Reacción en cadena de la polimerasa

Genes específicos dentro de una célula cancerosa también son tema de estudio. En la técnica de *reacción en cadena de la polimerasa*, una muy pequeña cantidad de ADN puede ser amplificada de manera que pueda ser analizada. En ocasiones ayuda en el estudio del ARNm. Recuerda que un gen que se encuentra activado en una célula fabrica el ARNm, sólo los genes que están activos son analizados. Como el ARNm no es muy estable, resulta difícil trabajar con éste; una técnica llamada *retrotranscriptasa* (PCR o RT-PCR, por sus siglas en inglés) es empleada; en dicha técnica, el ARNm es convertido en ADN por una enzima, y luego el ADN es ampliado para su estudio.

En el cáncer de próstata, por ejemplo, la técnica es utilizada como sigue: sólo las células de la próstata fabrican una proteína llamada PSA o *antígeno prostático específico*. Si existieran células cancerosas de la próstata en la médula ósea debido a una metástasis, éstas pueden ser detectadas utilizando la técnica retrotranscriptasa para identificar si hay PSA. Ya que las células en la médula ósea no producen PSA, si se encuentra la presencia de PSA, quiere decir que un tumor en la próstata ha creado metástasis en el hueso. Saber que el cáncer se ha propagado a los huesos sería importante para determinar qué tratamiento es el mejor.

Genómica, proteómica y otras "ómicas"

Quizá una de las mayores revoluciones en la investigación del cáncer ha sido el desarrollo de técnicas que permiten a los científicos el estudio de varios miles de genes y sus proteínas al mismo tiempo. Las técnicas utilizan la biología molecular básica, así como la química de las proteínas, la robótica y los análisis computarizados.

La ilustración 14 muestra el uso del *microarreglo* del ADN basado en las propiedades del ADN en que un ramal o filamento del ADN encontrará el otro ramal o filamento que le es afín debido a la unión química que existe entre éstos.

Esto ocurrirá aun si existe una mezcla que contenga varias partículas del ADN. Un microarreglo es producido mediante la robótica. En dicho arreglo existen pequeñas partículas del ADN o partes de genes en locaciones o puntos específicos. Un solo microarreglo puede contener miles de esas partículas, haciendo imposible estudiar los miles de genes al mismo tiempo. Al comparar las muestras de microarreglos de una célula normal y una cancerosa, los procesos que se encuentran en la anormalidad de la célula cancerosa pueden ser aclarados.

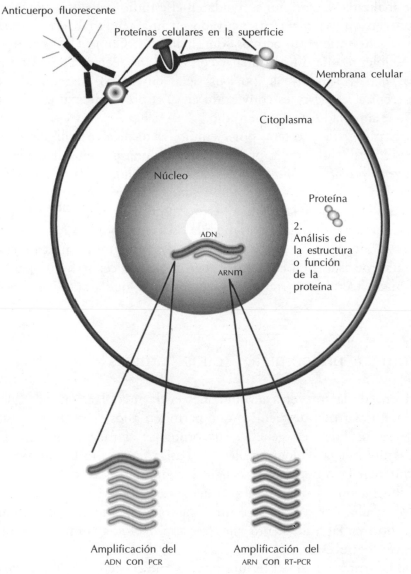

Las células cancerosas del paciente son procesadas, como en la ilustración 14, de manera que el ARNm es amplificado y retrotranscrito en el ADN. Tales fragmentos de ADN son marcados con un reactivo rojo para que puedan ser identificados como parte de la célula cancerosa. Otra muestra de una célula normal es tratada de la misma manera.

Puede hacerse a partir de una muestra del paciente o de otras personas sin cáncer; ésas son marcadas con un reactivo verde. Las partículas de ADN marcadas en rojo y verde son mezcladas e hibridadas dentro del microarreglo. Si el gen de la célula cancerosa se encuentra en una célula normal en exceso, entonces en un punto aparecerá el color rojo. Si la cantidad de expresión del gen en la célula cancerosa es menor que la célula normal, en ese punto aparecerá el verde. Si la cantidad es pareja, se verá en amarillo (la misma cantidad de reactivo rojo y de verde producen amarillo). Si no existe la presencia de alguna de dichas células el punto aparecerá sin color. La técnica puede detectar una diferencia doble de 1.5 o más en la expresión de un gen. Desde luego que es necesario emplear la técnica con meticulosidad, y la presencia de un gen anormal en la célula cancerosa debe ser confirmada mediante otras técnicas de biología molecular.

Los científicos han descubierto ciertos patrones de la expresión de un gen en varias enfermedades que pueden predecir si un cáncer será más o menos agresivo. La información será utilizada para elegir el tratamiento. Por tanto, el tratamiento estará basado en la "identificación" o "perfil" del tumor del paciente.

Otras técnicas están disponibles para estudiar las proteínas (proteómica). Tales técnicas pueden detectar proteínas en la sangre y es posible que ayuden para la detección del cáncer y como bioindicador para dar seguimiento al tratamiento de un paciente. Otras técnicas proteómicas pueden ser empleadas para saber si la señalización de las

---

Ilustración 14. Técnicas para estudiar las propiedades inmunológicas y moleculares de las células.

Los anticuerpos monoclonales pueden ser empleados para indicar cuáles proteínas están en la superficie de una célula. El proceso puede distinguir un tipo de célula de otra. En algunos tipos de cáncer, no es fácil asegurarse del origen de la célula usando sólo un microscopio. El uso de los anticuerpos monoclonales con un marcador fluorescente añadido es de gran ayuda para el patólogo a fin de determinar el tipo de célula; el procedimiento se llama inmunohistoquímica. Es posible estudiar pequeños fragmentos del ADN o el ARNm utilizando un proceso de amplificación. A esto se le llama reacción en cadena de la polimerasa (PCR) o del ARNm, RT-PCR (retrotranscriptasa-PCR). Tales técnicas son empleadas para el estudio de genes específicos en una célula cancerosa. También se utilizan para detectar una pequeña cantidad de células en la médula ósea e identificar si existe metástasis (de un cáncer de próstata) o ver si quedan células de leucemia que parecían normales bajo el microscopio.

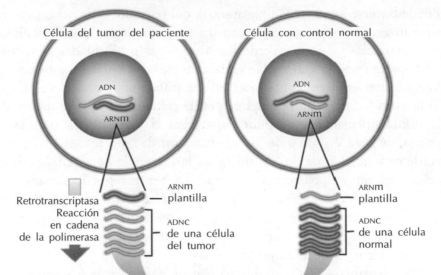

Célula del tumor del paciente   Célula con control normal

Retrotranscriptasa
Reacción
en cadena
de la polimerasa

ARNm
plantilla

ADNC
de una célula
del tumor

ARNm
plantilla

ADNC
de una célula
normal

ADN marcado con reactivo de color es mezclado e hibridado en un microarreglo
con locaciones conocidas para los fragmentos del gen

ADN con
reactivo rojo

ADN con
reactivo verde

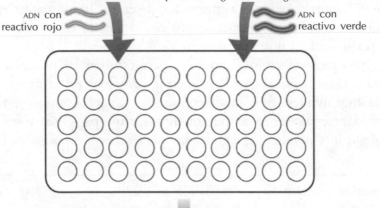

El arreglo es escaneado por un microscopio computarizado

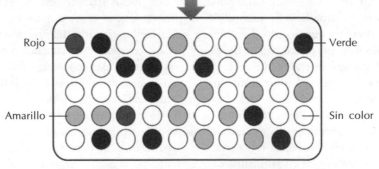

Rojo   Verde

Amarillo   Sin color

- La imagen exhibe un patrón molecular único de la expresión
  de la identificación de un gen con célula cancerosa
- Miles de genes pueden ser estudiados simultáneamente

rutas está activada, cuáles proteínas se hallan en una conformación activa y cuáles están asociadas entre sí.

El término "ómicas" es con frecuencia utilizado para referirse en general a los tipos de técnicas; por ejemplo, la *metabolómica* que mide los metabolitos celulares. Dichas técnicas permiten a los científicos estudiar la compleja red de la célula con mayor rapidez que en el pasado.

Ilustración 15. Activación de un gen. Cuando un gen es activado, o expresado, el ADN conforma el ARNm.

Utilizando varias técnicas con retrotranscriptasa reacción en cadena de la polimerasa mostrada en la ilustración, el ARNm es utilizado como plantilla para crear mayor cantidad de ADNc, que es más estable. El ADN puede ser marcado con una molécula coloreada; en este ejemplo, el ADN ampliado de una célula cancerosa está marcado con rojo y el de una célula normal, con verde.

Utilizando la robótica, cada sitio o punto en el arreglo es teñido con una secuencia conocida del ADN. Esto puede ser una partícula pequeña del ADN de un gen o una partícula sintetizada del ADN, llamada *oligonucleótido*. Con base en la fuerza de la unión química entre un ramal de ADN y su pareja apropiada, el ADN encontrará su par en un proceso conocido como hibridación. La mezcla de color en las células cancerosas y normales en el ADN es combinada e hibridada para el arreglo. Entonces el arreglo es escaneado con un microscopio computarizado y la imagen es procesada. Lo que se verá son miles de puntos: rojos, verdes, amarillos y sin color. Los puntos rojos indican que la célula cancerosa tenía más producción de genes que la célula normal; el punto verde indica lo opuesto, que la célula normal tenía más que la célula cancerosa; el amarillo significa que existía igual cantidad de producción de genes; y los puntos sin color muestran que ni el cáncer o las células normales contenían el gen.

Esta técnica produce una identificación molecular del cáncer; es decir, muestra cuáles genes están activados y los que no, comparados con una célula normal. Es posible cuantificar la diferencia en la cantidad de expresión de un gen (por ejemplo, una exagerada o una baja expresión). Los genes también son clasificados de acuerdo con la ruta en que se encuentran, reconociendo que algunos genes pueden funcionar en más de una ruta metabólica y que cada ruta contiene varios productos de los genes. La identificación molecular puede ser utilizada para una prognosis, para predecir cuál terapia puede ser efectiva y para ayudar a seleccionar un fármaco dirigido a las moléculas (ve el Capítulo 7).

Análisis del costo-beneficio

En el presente apéndice están definidos algunos de los términos básicos y conceptos usados en el campo del costo-beneficio. Para mayor información sobre este tema recomiendo dos artículos excelentes, uno escrito por el doctor Allan Detsky y el otro por el doctor Thomas Smith, ambos están listados en la bibliografía.

Términos usados en el estudio del costo-beneficio

Cargos. Cantidad de dinero cobrada a la compañía de seguros o al paciente. No es lo mismo un cargo que la cantidad de dinero que realmente se paga. Los cargos por un procedimiento específico o prueba determinada pueden ser más altos o bajos que el costo (ve abajo).

Costo. Cantidad real que se gasta para proveer atención, incluidos el personal, las instalaciones y el equipo.

Expectativa de vida (efectividad). Promedio de número de años que se espera que una persona viva después de recibir cierto tratamiento.

Año-vida. Cantidad de tiempo ganado para una población completa (llamada muestra) como resultado de una intervención específica, como una exploración, una medida preventiva o un tratamiento médico. Por ejemplo, un año-vida podría significar que entre 26 pacientes, todos ganaron dos semanas, o que un paciente ganó todo un año y 25 no ganaron nada.

Utilización de recursos. Unidades de atención médica para proveer servicio. Éstos pueden convertirse en costos.

Valor utilitario. Valuación de un paciente (derivada de un cuestionario estándar o instrumento de investigación) sobre su calidad de vida después del tratamiento. Por ejemplo, un valor utilitario de 1 significa un año normal, en tanto que un valor utilitario de 0.8 significa que la persona promedio considera que cada año después del tratamiento tiene 80 por ciento de calidad de vida comparado con un año normal.

El siguiente cálculo puede hacerse utilizando los datos de arriba: *año-vida ajustado por la calidad* (o QALY, por sus siglas en inglés) es igual a la cantidad de años vivida multiplicada por el valor utilitario. Por ejemplo, si un tratamiento tiene como resultado 4.5 años de vida (efectividad), con un valor utilitario de 0.8, entonces el número de años de vida ajustados a la calidad es 4.5 × 0.8, o 3.6 de QALY. Otro tratamiento podría tener una efectividad de 3.5 años y un valor utilitario de 0.9. Por tanto, el número de años de vida ajustados por la calidad se calcularía multiplicando 3.5 por 0.9; el resultado sería 3.15 de QALY.

Comparando el costo-beneficio de diferentes tratamientos

Por lo general, el análisis costo-beneficio se utiliza para comparar tratamientos más que para analizar un tratamiento en especial. La tasa gradual de costo-beneficio y la tasa gradual de costo utilitario son los cálculos más comunes.

La tasa gradual de costo-beneficio es la diferencia en costo entre dos tratamientos (A y B en este caso) dividida entre la diferencia de expectativa de vida:

$$\frac{[\text{Costo del tratamiento A} - \text{Costo del tratamiento B}]}{[\text{Expectativa de vida por el tratamiento A} - \text{Expectativa de vida por el tratamiento B}]} = \text{dólares por año de vida ganado}$$

La tasa de costo utilitario gradual es la diferencia en costo entre dos tratamientos dividida por la diferencia en años de vida ajustados por la calidad:

$$\frac{[\text{Costo del tratamiento A} - \text{Costo del tratamiento B}]}{[\text{QALY por el tratamiento A} - \text{QALY por el tratamiento B}]} = \text{dólares por QALY ganado}$$

La realidad actual en cuanto al cuidado de la salud y los gastos derivados es tal que análisis como ésos se utilizan para determinar los recursos que estarán disponibles; es decir, para determinar las políticas en el cuidado de la salud. Obviamente, los datos deben ser exactos para que los cálculos lleven a una conclusión correcta. El análisis es bastante difícil de aplicar a un paciente individual porque los valores promedio de expectativa de vida y utilitarios no pueden ser utilizados para pronosticar qué tan bien le irá a un paciente específico. El gobierno o compañía de seguros usan esos datos para determinar cuáles tratamientos son apropiados y qué cantidad de reembolsos serán otorgados al hospital o al médico.

Sistemas para calificar el estatus del desempeño

Cuadro 7. ECOG Estatus de desempeño	
Grado ECOG	
0	Completamente activo, capaz de llevar a cabo todo desempeño pre-enfermedad sin restricciones.
1	Restringido en actividad física extenuante, pero es ambulatorio y capaz de llevar a cabo labores de naturaleza leve o sedentaria; por ejemplo, poca actividad en casa o de oficina.
2	Ambulatorio y capaz de cuidarse a sí, pero incapaz de desempeñar actividades de trabajo. Alerta y activo más de 50 por ciento en estado de vigilia.
3	Capaz sólo de cuidado limitado a sí mismo, confinado a la cama o silla más de 50 por ciento en estado de vigilia.
4	Por completo inhabilitado. Incapaz de llevar a cabo el cuidado de sí. Totalmente confinado a la cama o silla.
5	Fallecido.

Fuente: Oken, M. M., R. H. Crech, D. C. Tormey, J. Horton, T. E. Davis, E. T. McFadden y P. P. Carbone, "Toxicity and Response Criteria of the Eastern Cooperative Oncology Group", *American Journal of Clinical Oncology 5*, 1982, 649-55.

Cuadro 8. Criterios en la escala Karnofsky del estatus de desempeño

Capaz de desempeñar una actividad normal y de trabajar, sin cuidado especial necesario	100	Normal; sin quejas; no hay evidencia de enfermedad.
	90	Capaz de llevar a cabo una actividad normal: signos o síntomas menores de enfermedad.
	80	Actividad normal con esfuerzo; algunos signos o síntomas de enfermedad.
Incapaz de trabajar, capaz de vivir en casa y atender las necesidades personales, asistencia necesaria variable	70	Se cuida a sí mismo; incapaz de una actividad normal o de un trabajo activo.
	60	Requiere asistencia ocasional, pero es capaz de atender casi todas sus necesidades personales.
	50	Requiere considerable asistencia y cuidado médico frecuente.
Incapaz de ser autosuficiente, requiere el equivalente a un cuidado institucional o de hospitalización; la enfermedad puede estar avanzando con rapidez	40	Incapacitado; requiere cuidado especial y asistencia.
	30	Severamente incapacitado; hospitalización indicada aunque la muerte no sea inminente.
	20	Muy enfermo; hospitalización necesaria; tratamiento de apoyo necesario.
	10	Moribundo; procesos mortales en rápido avance.
	0	Muerto.

Fuente: Schrag, C. C., R. L. Heinrich y P. A. Ganz, "Karnofsky Performance Status Revisited: Reliability, Validity and Guidelines", *Journal of Clinical Oncology 2*, 1984, 187-93.

Lista de verificación del paciente

Nombre y dirección _____

_____

Nombre y especialidad de su doctor principal _____

_____

Nombres de otros doctores involucrados en su cuidado _____

_____

_____

Diagnosis

Tipo de tumor y sitio donde se localiza _____

_____

_____

_____

Estudios de estadificación clínica

Etapa clínica _____

_____

Pruebas de sangre _____

_____

Estudios de imágenes _____

_____

Estudios de estadificación patológica

Etapa patológica _____

_____

Biopsias adicionales _____

_____

Opciones de tratamientos

*Cirugía

Extensión del procedimiento y tiempo de hospitalización _____

_____

Efectos secundarios _____

_____

Resultados esperados _____

_____

*Radioterapia

Región del cuerpo que será tratada _____

Duración del tratamiento _____

Efectos secundarios _____

_____

Resultados esperados _____

_____

*Terapia sistémica

Fármacos o agentes que serán utilizados o considerados _____

_____

Programación del tratamiento _____

_____

¿Requiere hospitalización? _____

Efectos secundarios _____

_____

Resultados esperados _____

_____

*Terapia de combinación

Secuencia si esta opción es usada _____

_____

*Estudio clínico

Tipo de tratamiento _____

Resumen de opciones de tratamientos _____

_____

Plan final_____

_____

Bibliografía

Referencias importantes de sitios en la red de Internet que se han proporcionado a lo largo del libro y al final del mismo.

Buckman, Robert, *What You Really Need to Know about Cancer: A Comprehensive Guide for Patients and Their Families,* Johns Hopkins University
Press, Baltimore, 1997.

Cassileth, Barrie R. y Christopher Chapman, "Alternative and complementary
cancer therapies", *Cancer,* 1996, 77:1026-34.

Detsky, Allan S. y Gary Maglie, "A clinician's guide to cost-effectiveness
analysis", *Annals of Internal Medicine,* 1990, 113:147-54.

DeVita, Vincent T., Samuel Hellman y Steven A. Rosenberg, *Principles and
Practice of Oncology,* 6a. ed., J. B. Lippincott, Filadelfia, 2004.

Dolinger, Malin, Margaret Tempero, Ernest H. Rosenbaum y Sean Mulvihill,
*Everyone's Guide to Cancer Therapy: How Cancer is Diagnosed, Treated, and
Managed Day to Day,* 4a. ed., Andrew and McMeel, Kansas, 2002.

Eisenberg, David M., "Advising patients who seek alternative medical therapy",
Annals of Internal Medicine, 1997, 127:61-69.

Hanahan, Douglas y Robert A. Weinberg, "The hallmarks of cancer", *Cancer,*
2000, 100:50-77.

Moore, Malcolm J., Brian O'Sullivan y Ian F. Tannock, "How experts
physicians would wish to be treated if they had genitourinary cancer",
Journal of Clinical Oncology, 1988, 6:1736-45.

Smith, Thomas J., Bruce E. Hillner y Christopher E. Desch, "Efficacy and
cost-effectiveness of cancer treatment: Rational allocation of resources
based on decision analysis, *Journal of the National Cancer Institute,* 1993,
85:1460-74.

Fuentes de información
y asistencia a pacientes
en Estados Unidos

American Cancer Society y la oficina de medicina complementaria y alternativa para el cáncer, *Office of Cancer Complementary and Alternative Medicine* (*OCCAM*) en el instituto nacional del cáncer, *National Cancer Institute*, también proporcionan información detallada acerca de las terapias complementarias y no probadas.

American Cancer Society (*ACS*). Las actividades de ese organismo incluyen la investigación, la educación del público en general y de los pacientes, así como la prevención. La oficina matriz se encuentra en Atlanta, Georgia, con otras oficinas en Nueva York, Chicago y San Francisco. Su página en la red de Internet: www.cancer.org.

National Cancer Institute (*NCI*) es uno de los 20 institutos para los estudios de la salud; su misión es combatir el cáncer de varias maneras, incluidas la ciencias básicas, la ciencia clínica, la prevención, las pruebas de detección, la epidemiología y servicios de información. Con sus oficinas centrales localizadas en Bethesda, Maryland, NCI apoya los programas de investigación a lo largo de Estados Unidos y otros países también. NCI fue fundada por el gobierno federal como parte del departamento de salud y servicios humanitarios (*Department of Health and Human Services, DHHS*). El uso de los fondos es supervisado por expertos. Su página en la red de Internet: www.nci.nih.gov. Para ayudar a encontrar respuestas estándar en las pruebas clínicas, dicho instituto ha desarrollado criterios para evaluar las respuestas de los tumores (*Response Evaluation Criteria in Solid Tumors, RECIST*) (http://ctep.info.nih.gov/guidelines/recist.html).

National Coalition for Cancer Survivorship (*NCCS*) es una organización privada con un interés dirigido a la supervivencia después del cáncer y en el cuidado general de esa enfermedad. Las investigaciones incluyen los estudios de detección, prevención y tratamiento. NCCS está localizada en 1010 Wayne Avenue, Suite 200, 5° piso, en Silver Spring,

Maryland 20910 (teléfono: 301-650-9127). Su página en la red de Internet: www.canceradvocacy.org. La oficina de NCCS (http://dccps. nci.gov/ocs/) tiene información disponible y patrocina la investigación sobre temas relativos a la supervivencia del cáncer.

National Comprehensive Cancer Network (*NCCN*). Esta red desarrolla lineamientos para la información a pacientes, así como a profesionales. Su página en la red de Internet: www.nccn.org

National Institutes of Health (*NIH*). Dicha organización está formada por 20 instituciones, incluida la NCI, que es parte del Departamento de Salud del gobierno. Se localiza en Bethesda, Maryland. Cada instituto está dedicado a distintos padecimientos. Su página en la red de Internet: www.nih.gov

Office of Cancer Complementary and Alternative Medicine (*OCCAM*), *National Cancer Institute* (*NCI*) *y National Center for Complementary and Alternative Medicine* (*NCCAM*). OCCAM fue establecida para coordinar y estimular las actividades de NCI en la investigación de la medicina complementaria y alternativa en cuanto a prevención, diagnosis y tratamiento del cáncer, de los síntomas relacionados con el cáncer y los efectos secundarios de los tratamientos para el cáncer. Su página en la red de Internet: www.cancer.gov/cam/ Para información general acerca de la medicina complementaria y alternativa, contacta a OCCAM al 1-888-644-6226 o en su página en la red de Internet: www.nccam.nih.gov

Physicians Data Query (*PDQ*) es una base de datos computarizada con un consejo de edición de expertos en cáncer. La información está disponible para librerías, instituciones privadas y varios servicios comerciales de información sobre la enfermedad del cáncer. La sección que contiene recomendaciones da una lista de los tratamientos aceptables, así como los que requieren más pruebas. Este servicio está localizado en Bethesda, Maryland y puede contactarse por teléfono al 1-800-422-6237 o en su página en la red de Internet: www.nci.nih.gov

Common Terminology Criteria for Adverse Events (*CTCAE*) se encarga de la terminología común de los criterios para situaciones adversas; fue desarrollada por el instituto nacional de cáncer (NCI) con grupos de expertos; es utilizada por ese instituto y por otros grupos de pruebas clínicas (http://ctep.cancer.gov/forms/CTCAEv3.pdf).

Fuentes de información y asistencia
a pacientes en México

Instituto Nacional de Pediatría con domicilio en Avenida Insurgentes Sur 3700 letra C, Col. Insurgentes Cuicuilco, Delegación Coyoacán, México 04530, D. F., teléfono: 10 84 89 00. El instituto es un organismo público descentralizado con personalidad jurídica y patrimonio propios coordinado por la Secretaría de Salud; fomenta la investigación, la enseñanza y la prestación de servicios; recibe paciente de escasos recursos y sin seguro social. Su página en la red de Internet: www.pediatria.gob.mx

Instituto Nacional de Cancerología con domicilio en Avenida San Fernando 22, Col. Tlalpan, Delegación Tlalpan, México 14080, D.F., teléfono 56-28-04-00. El instituto da asesoramiento genético y proporciona estudios clínicos, entre sus varias actividades, para mayor información ve su página en la red de Internet: www.incan.edu.mx

Acerca del autor

El doctor Norman Coleman recibió su título médico de la escuela de medicina de la universidad de Yale (*Yale University School of Medicine*). Asimismo, completó sus residencias en medicina interna en la universidad de California en San Francisco (*University of California*); en oncología médica en el instituto nacional de lucha contra el cáncer (*National Cancer Institute, NCI*), el instituto nacional de salud (*National Institute of Health*) en Bethesda, Maryland; y oncología de radiación en la escuela de medicina de la universidad de Stanford en California (*Stanford University Medical School*). Está certificado en las tres especialidades médicas.

Después de completar su capacitación médica, se unió a la facultad de Stanford, donde alcanzó el grado de profesor asociado, catedrático en medicina oncológica y radiación oncológica. De 1985 a 1999 fungió como profesor en la escuela de medicina de Harvard, *The Alvin T. and Viola D. Fuller*, de *American Cancer Society*, y presidente del consejo de *Joint Center for Radiation Therapy*, dando servicio a cinco hospitales docentes en Harvard y a una red comunitaria regional por todo el estado de Massachussets. En 1999, regresó al instituto nacional de lucha contra el cáncer en un programa creado por él: *Radiation Oncology Sciences Program* (programa de ciencias de oncología radiológica), que incluye atención al paciente, investigación física y biológica, así como supervisando el programa de becas de radiación en oncología/biología. También funge como consejero especial en el *NCI*. Es un consejero médico principal en la oficina de servicios públicos (*Public Health Emergency Preparedness*) del departamento de salud y servicios humanitarios de Estados Unidos, que trabaja en un programa para desarrollar medidas preventivas a fin de contrarrestar los riegos de lesiones o la exposición a la radiación.

El doctor Coleman mantiene activa su práctica clínica que incluye enfoques innovadores de modalidad múltiple en diagnosis y tratamiento. Ha sido miembro de consejos académicos, gubernamentales y de la sociedad oncológica, así como consejero editorial de PDQ (*Physicians Data Query*) y crítico para varias publicaciones sobre oncología. Junto con sus colegas en el NCI, está involucrado en programas innovadores para llevar los avances de la investigación clínica a las poblaciones menos favorecidas en Estados Unidos y en el mundo. Entre sus muchos honores y célebres conferencias, ha sido premiado con la medalla de oro otorgada por la sociedad americana de radiología y oncología terapéutica (*The American Society of Therapeutic Radiology and Oncology*, ASTRO).

Esta obra se terminó de imprimir
en marzo de 2008, en los Talleres de

IREMA, S.A. de C.V.
Oculistas No. 43, Col. Sifón
09400, Iztapalapa, D.F.